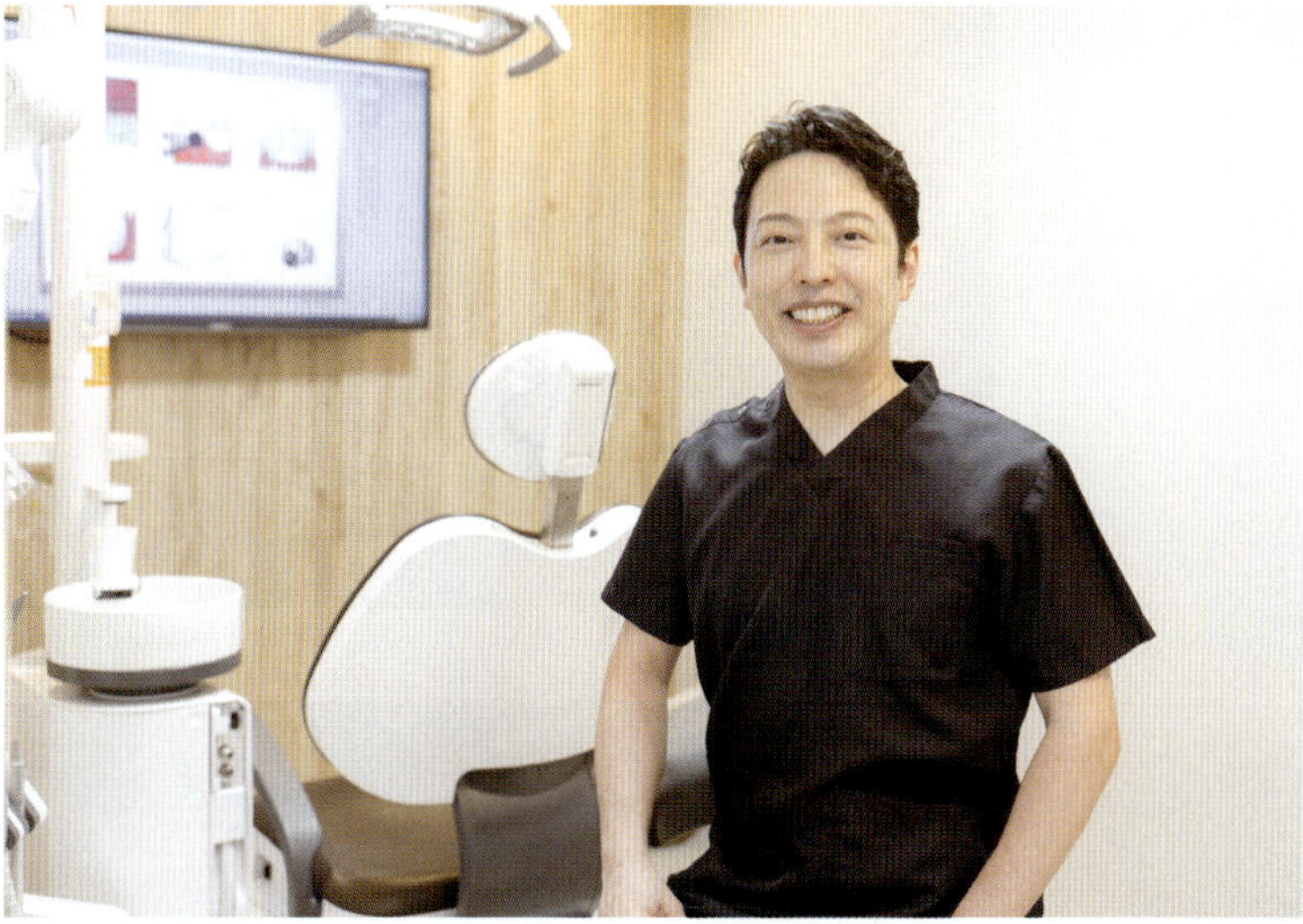

## 都立家政南口歯科

東京都中野区若宮3丁目17-6　メゾンドグリシーヌ1F
https://toritsukasei-minamiguchi-shika.com

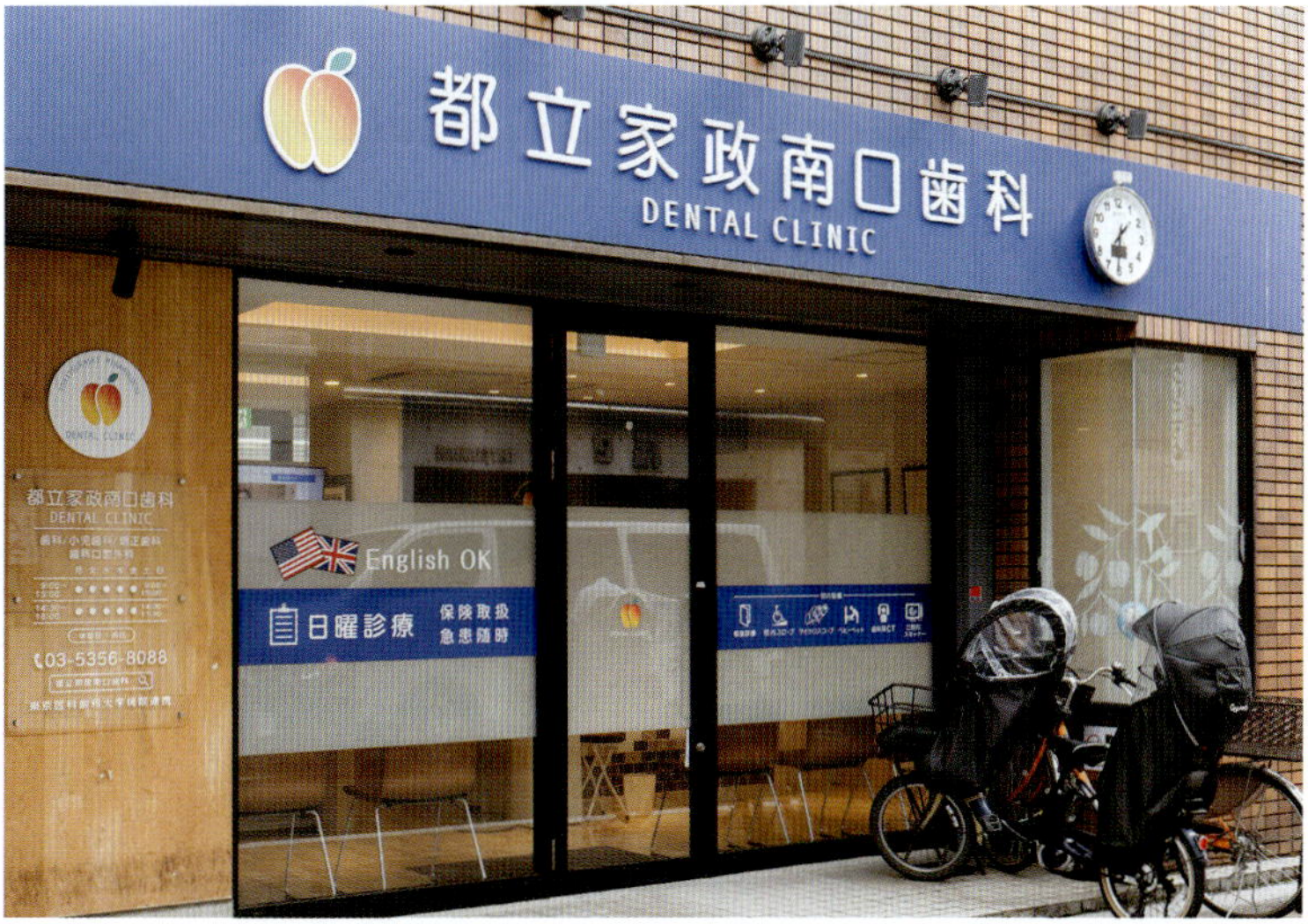

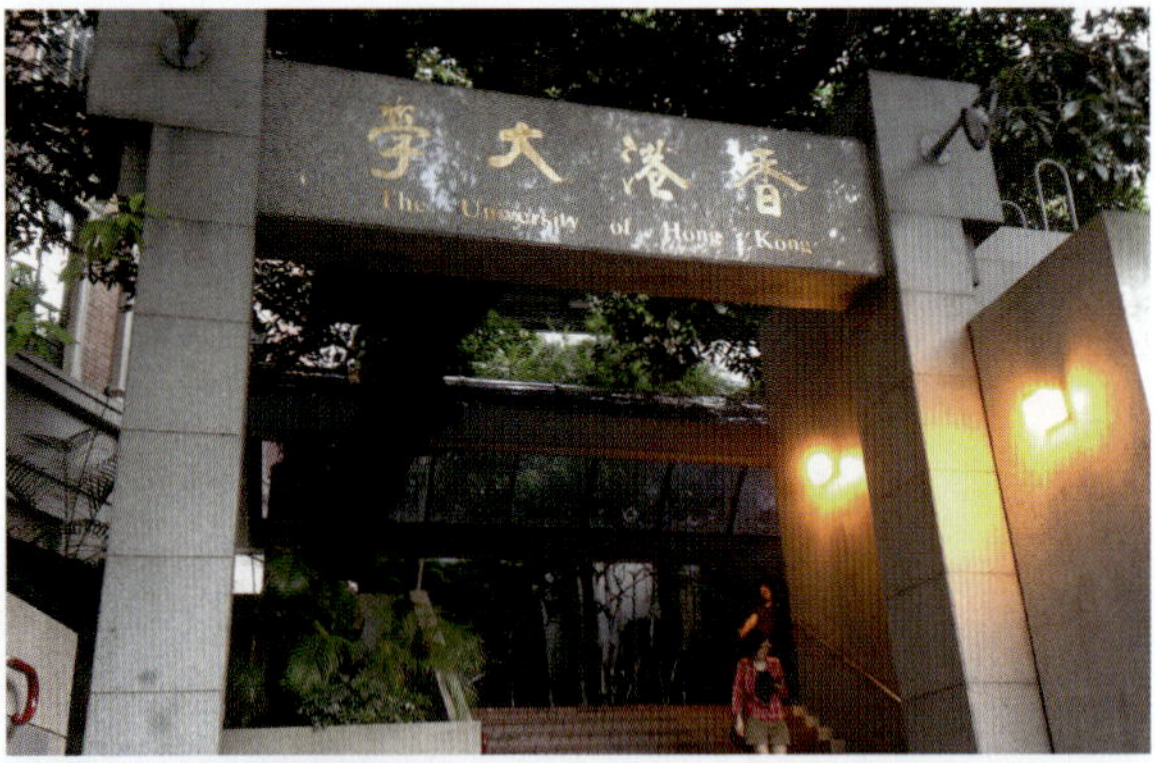


香港大学（東門）

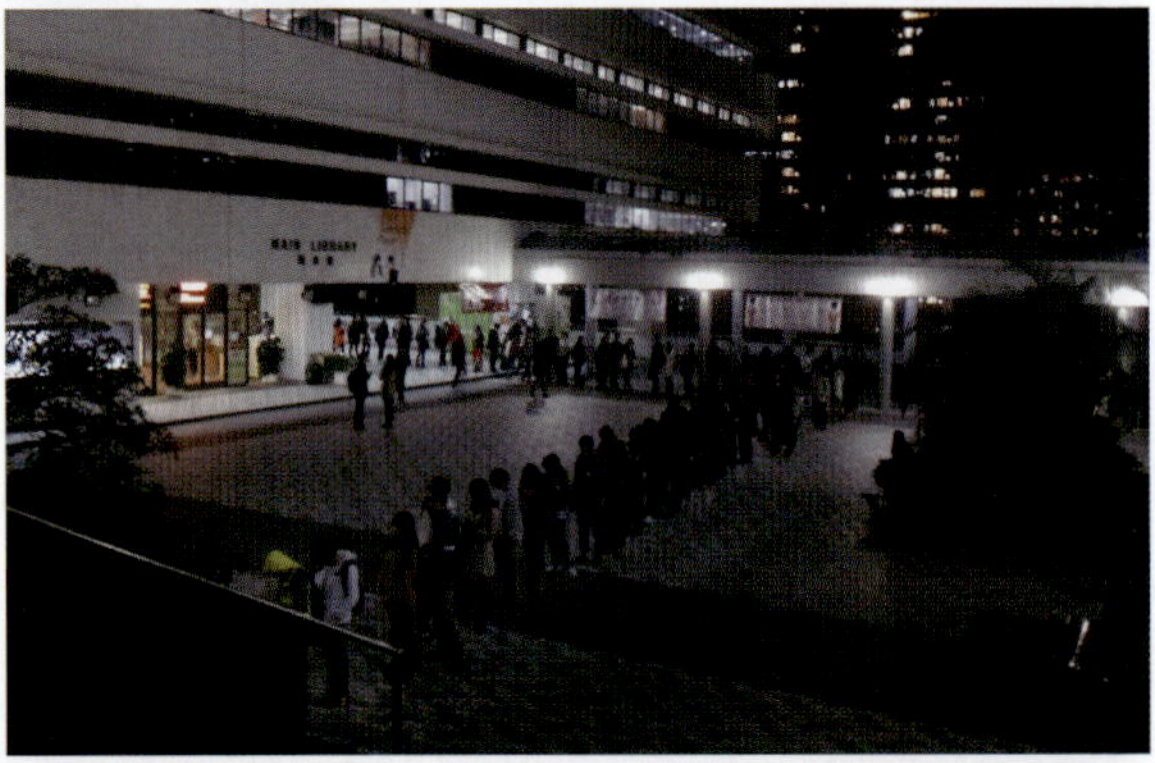

香港大学（図書館閉館後、24時間の自習室に並ぶ学生たち）

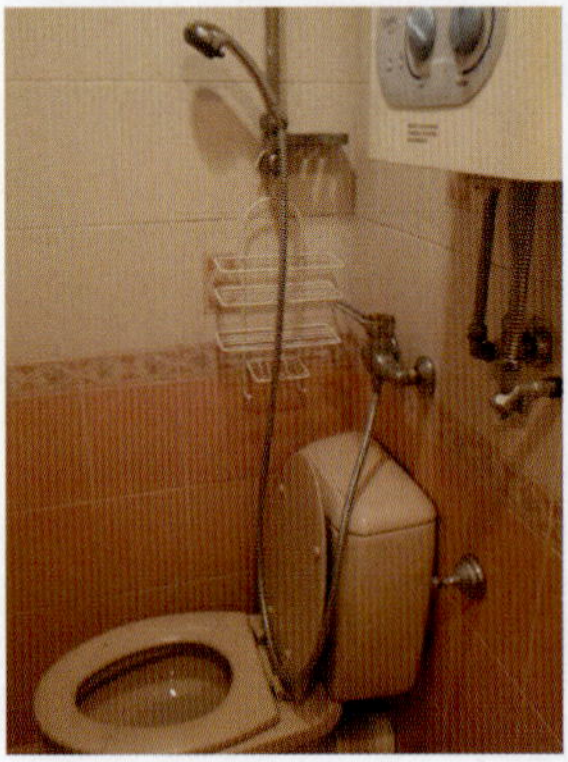

香港で住んでいた
部屋のトイレとシャワー

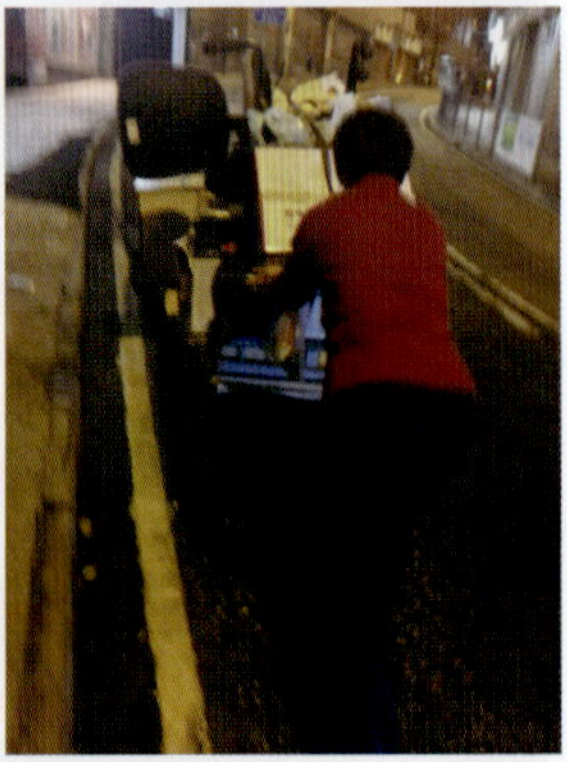

香港の引越しのおばさんと台車

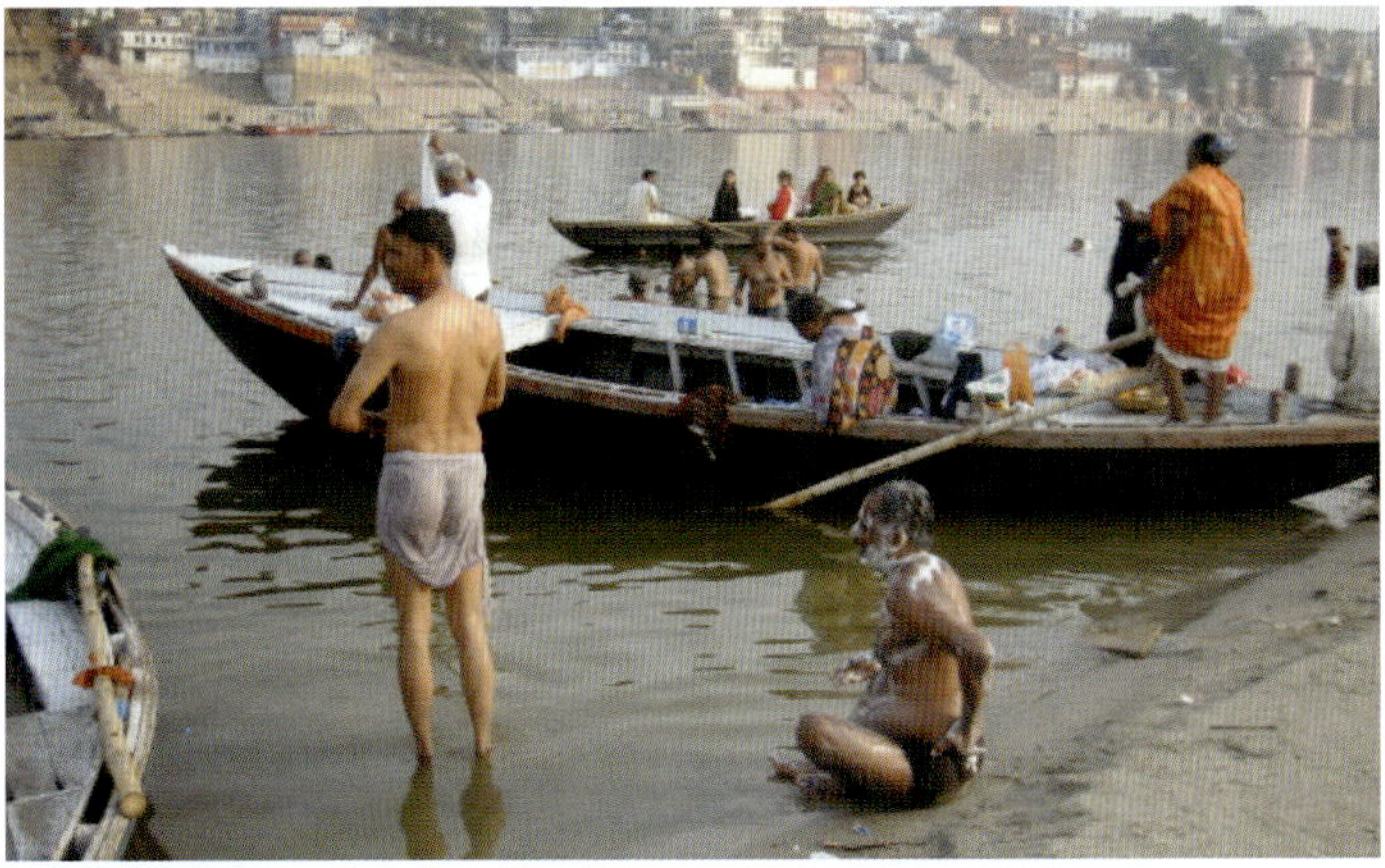

インド・バラナシのガンジス川で沐浴をする人々

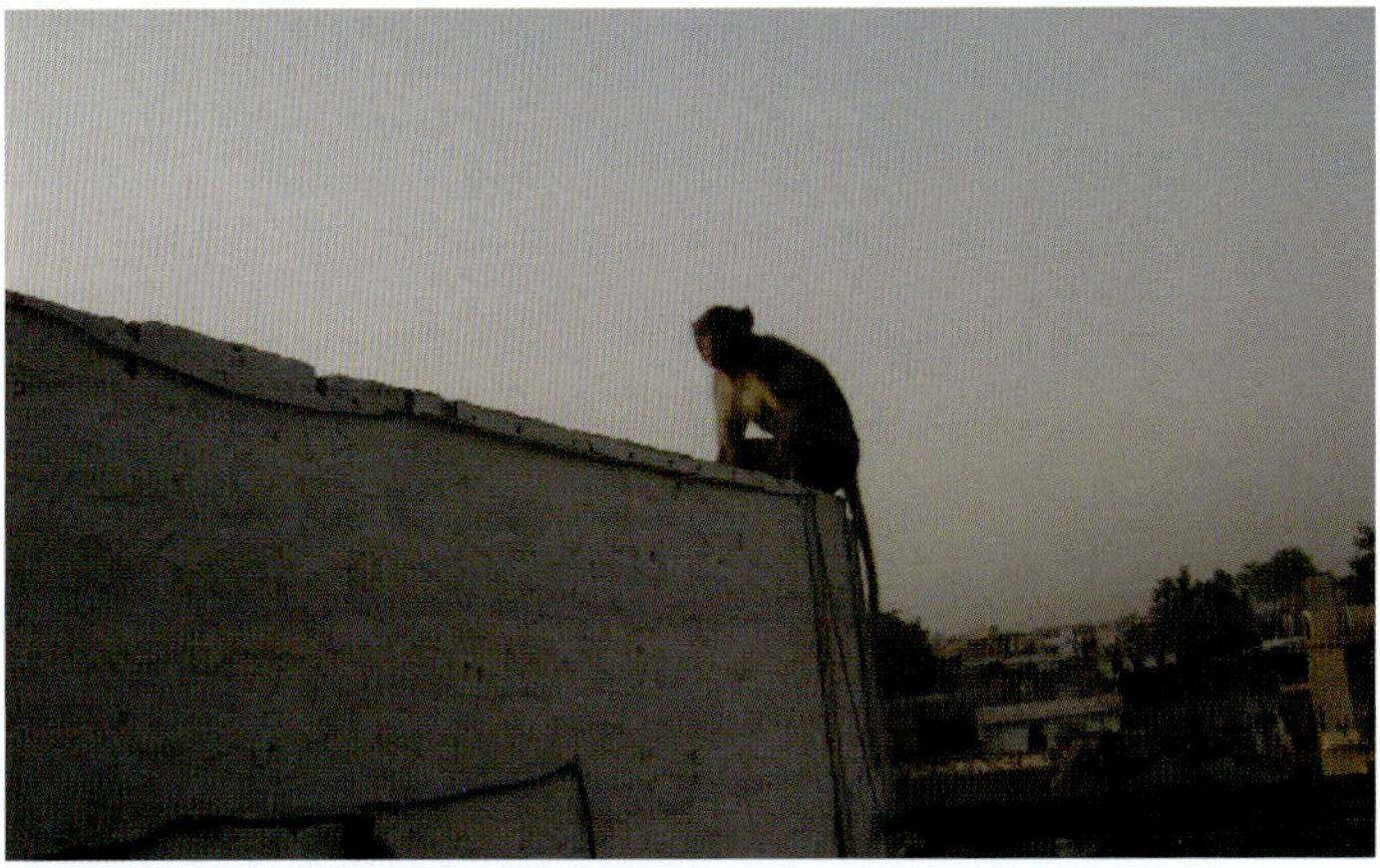

インド・アーグラのホステルの屋上にいたサル

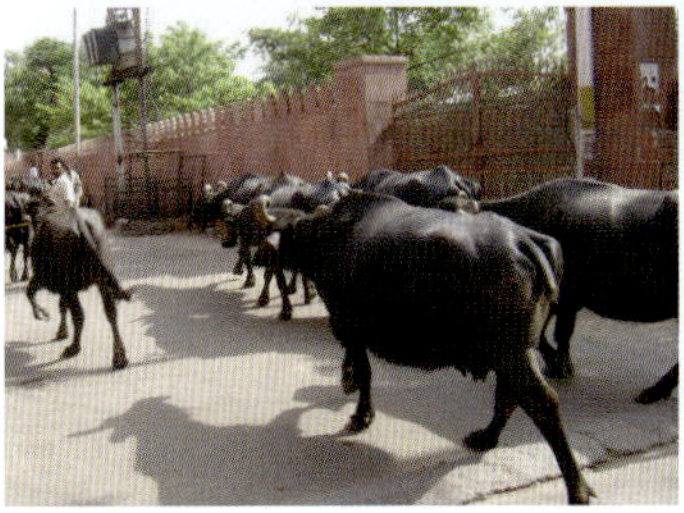

インド・アーグラの路上のウシ

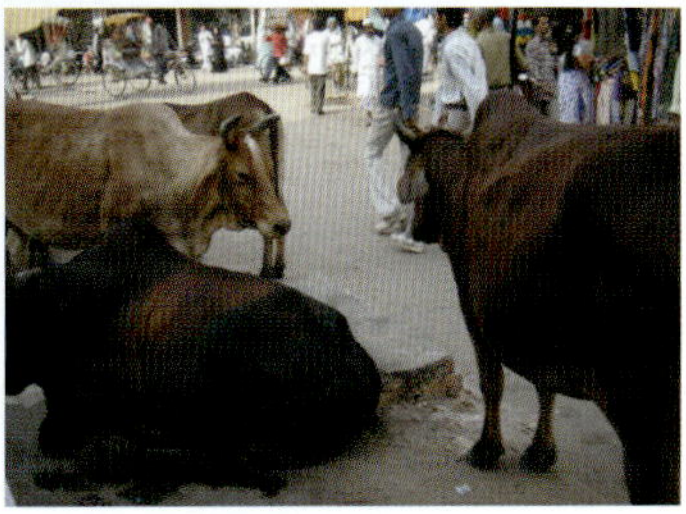

インド・バラナシの路上のウシ

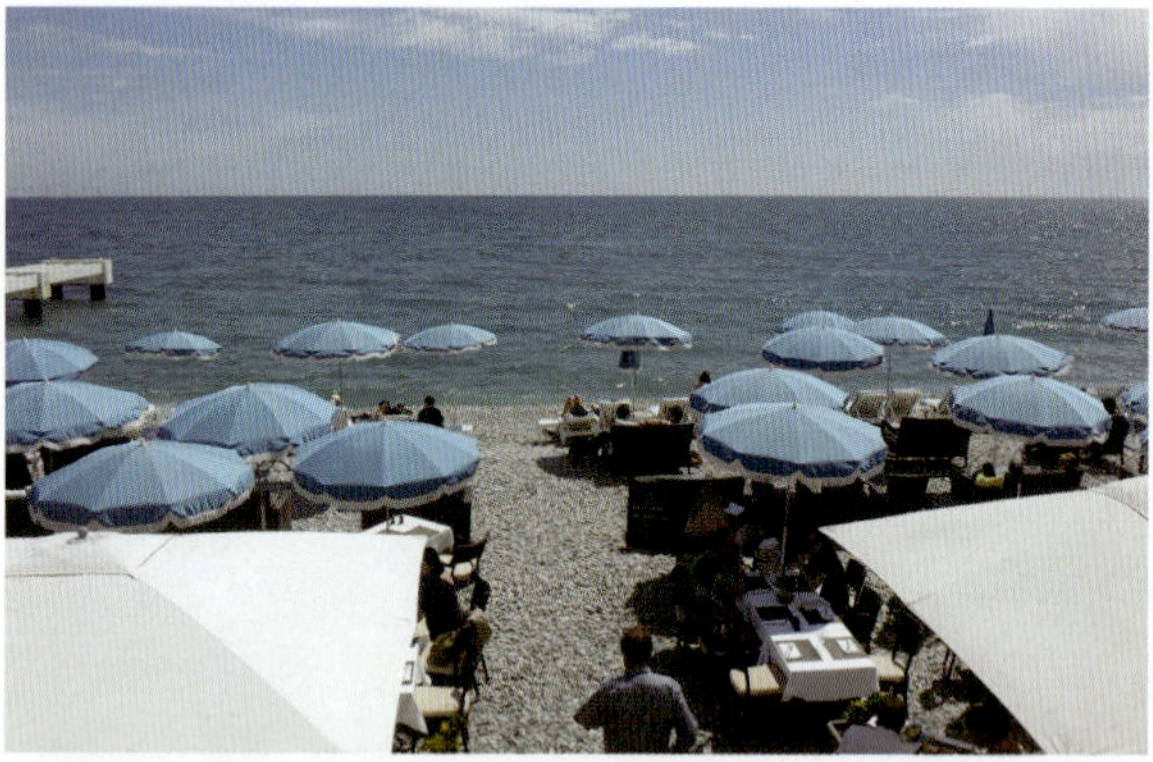

フランス・ニースの地中海に面したビーチ

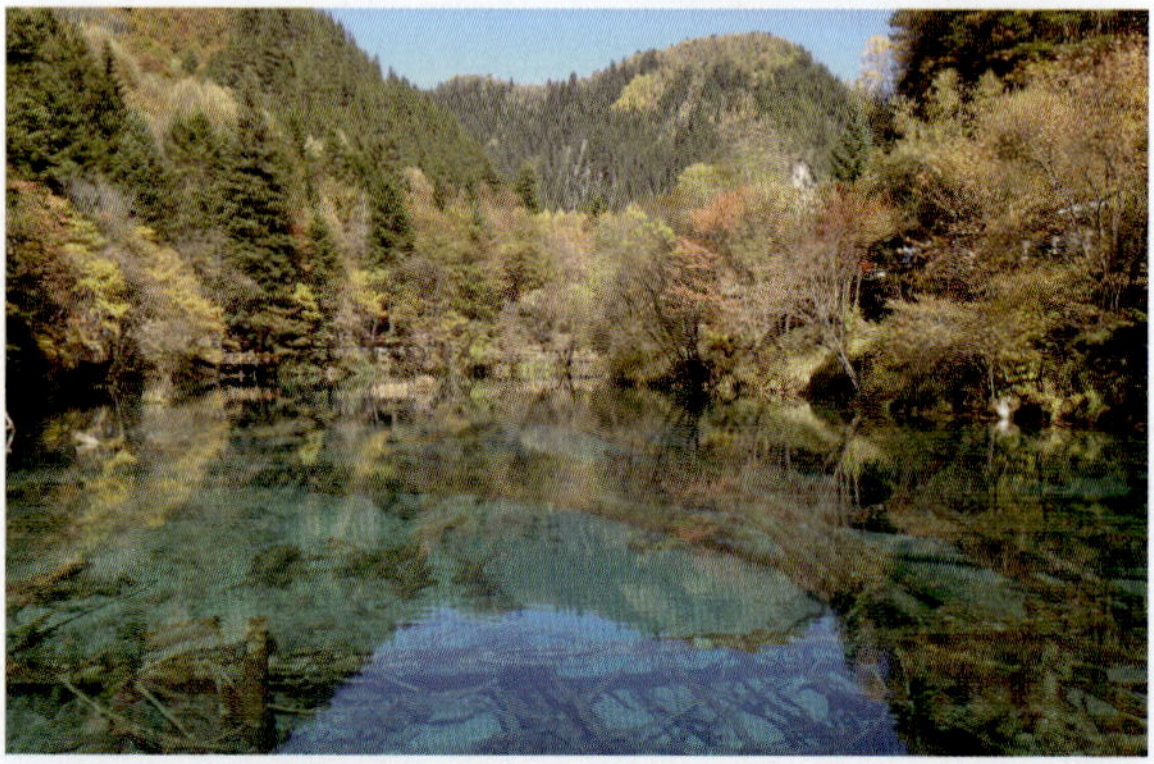

中国・四川省の九塞溝

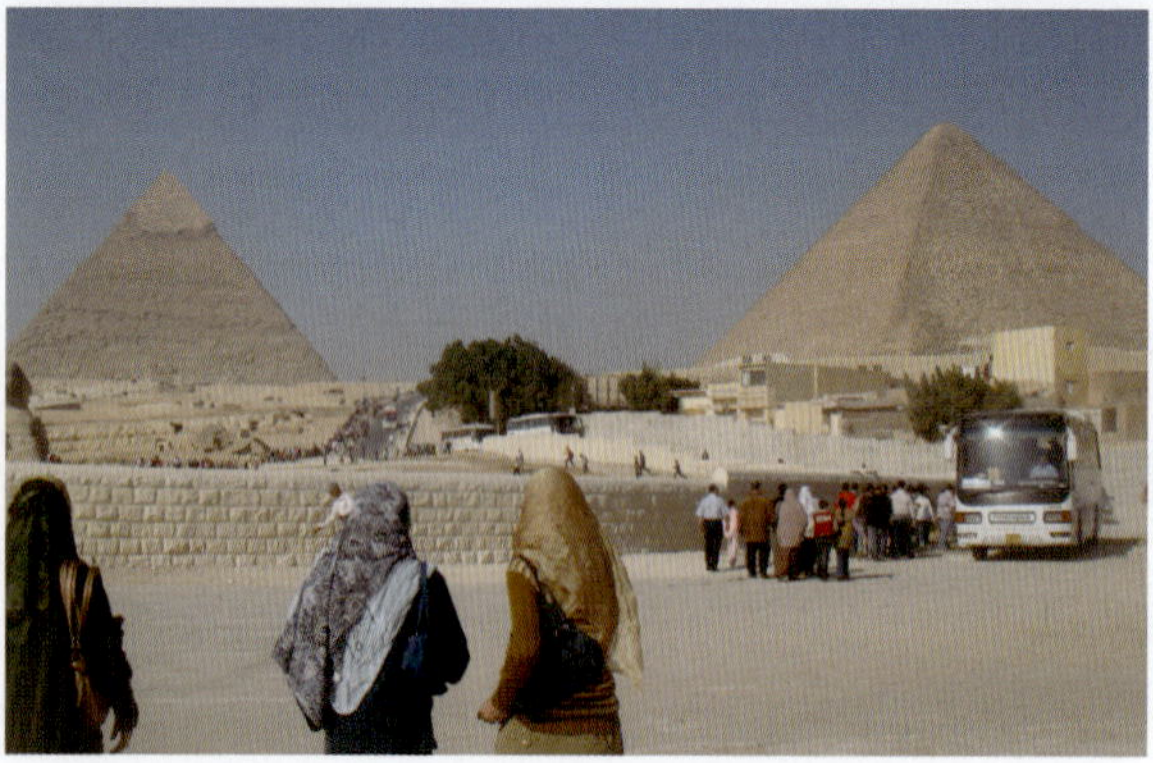

エジプト・ギザのピラミッド

海外45カ国を回った歯科医が伝えたい

# 日本人にもっと知ってほしいこと


医療法人社団千恵会 理事長／歯学博士・修士

來山修三



SUN RISE

# はじめに

歯科医師になって、かれこれ20年ほどが経ちました。

こんなことを言うと幻滅されてしまうかもしれませんが、私自身、「小さい頃から歯医者さんになるのが夢だった」「歯医者になって困っている人を助けたい」というような**熱い想いを持って歯科医師の道に進んだわけではありません。**

細かい部分は後ほど詳しくお話しますが、いくつかの選択肢の中から「歯科医師」という職業を選んだだけなのです。

でもそれが結局、私の生活や生き方に合っていて、「あのときの選択は間違っていなかったのだな」と思っています。

私の高校では大多数が理系を選択するため、理系・文系の選択の際には、「少数派の文系に進むのは、なんとなく怖かったから」というだけの理由で決めました。

大学の受験科目も物理が苦手だったため、物理が必要そうな「工学部」と「理学部」は選択肢から外れ、「医学部」「薬学部」「歯学部」の3つが残りました。

そして、広島から都会に出るため、偏差値が高い医学部は選択肢から外れ、大阪大学の歯学部に進学……という流れで、消去法で進路が決まりました。

大阪大学を卒業後は東京医科歯科大学大学院の博士課程に進み、**海外旅行が好きだったので海外という非日常を日常にしたいと思い、教授にお願いして英国キングスカレッジロンドンへ留学**させてもらいました。

大学院修了後は、勤務医をしてお金を貯めて、香港大学大学院へ入学し、3年間学びました。

それから日本に戻ってきて、サラリーマンになって、勤務医をして、開業……。1ヶ所に長く腰を据えることができず、転々としていました。

思い返せば、大学時代の恩師には、「お前は飽きっぽい」とよく言われたものです。

イギリスや香港での生活では、日本ではできない経験をしました。人種差別の経験をはじめ、毎日お金の話をしている香港人に囲まれ、懐事情を根掘り葉掘り聞かれたり、診療中にはナースから「南京大虐殺についてどう思うか?」と聞かれたり。当然ですが、留学先では私は外国人でした。

また、引越し業者を頼んだら、近所にいそうなおばさんが台車を持ってきて、仕方なく冷蔵庫・洗濯機・机・マットレスを積み、一緒に台車を押して新居まで往復しました。

好きなバンドのライブを観るためにイギリスの田舎町に行ったら、終電を逃してしまい、駅前のホテルに泊まろうと思ったら料金が高すぎて泊まれず、ホテルのトイレで夜明かしするつもりが午前3時に警備員に見つかって追い出され、そのあと外でおじさんに声をかけられ、腕を組まれ歩いていたら軽く口説かれ、「Ｎｏ，Ｎｏ」と言いましたが、寒すぎて思考が停止していたため、1時間くらいウロウロしていました。

こうした海外での生活を経て、短期ですが日本でサラリーマンも経験させていただき、今は開業医として日々、診療をしています。

今思えば、歯の勉強がしたいというより、後先を考えずその時の直感と住みたい場所で進路選択をしていたように思います。

大学時代は勉強よりアルバイトに精を出していましたが、大学院では不器用ながらも研究をしました。

特に香港大学に入学してからは、言葉の壁はもちろんのこと、周りの学生のレベルが想像以上に高く、ついていくのに精一杯でした。

診療時間以外は朝から夜中まで論文を読むような生活で、3年間のうちに12年分、机に向かった気がしました。

香港はお金持ちであれば暮らしやすい国だと思いますが、私のような貧乏学生が安い部屋を借りているとトラブルも多く、罰ゲームだと思った事も多々ありました。

しかし終わってみれば、**香港での3年間でその後の歯科医師人生の礎となる知識や技術が得られただけでなく、自分なりの世界観が身についた**と思います。

また、**数年前に網膜剥離という目の病気にかかりました**。

予兆などは全くなく、日曜日の夕方、診療中に黒いものが見えて、夜には視野の半分が黒い幕で覆われ、視界の半分が見えなくなったのです。

網膜剥離は7千人に1人の病気と言われており、そのため私自身、名前は聞いたことがあるものの、どういう病気なのかまでは理解していませんでした。実際には、急いで手術しないと失明するという怖い病気だということを後から知りました。

1回目の手術後、医師からは手術はうまくいったと告げられましたが、視力は著しく低下し、メガネをかけても視力は矯正できず、別の眼科を受診すると、「網膜がくっついていませんね。剥離してますよ」と言われ、絶望しました。

それから別の病院で再手術をして改善はしたのですが、物が歪んで見えました。

その1年後、今度は白内障を患ってしまって、3回目の手術をしました。

なぜ今、自分の目の問題に触れたかというと、ある大学病院で眼科の先生からの言葉にショックを受けたからです。病院に治療に来ている患者の私に対し、「病気っていうのは、だいたい治らないもんなんですよ」と仰いました。

患者に過度な期待を持たせないための、医師ならではの言葉にも聞こえますが、歯科医師の立場で考えると妙に腑に落ちました。

例えば、むし歯や歯周病は、治療はしても決して元の状態に戻るわけではありません。むし歯治療は、むし歯菌に感染した部分を除去し、そこを樹脂やセラミックなどの人工の材料で置き換える治療ですが、削ることで歯は弱ってしまい、何度もむし歯治療を繰り返すといつか抜歯になります。

また、歯周病は原因となる歯垢や歯石を除去することで歯肉の炎症は改善しますが、歯肉が下がり、すでに失われた歯を支える歯周組織は、歯周病になる前の状態には戻りません。

私はそれから、「**定期的に眼科に検診に行っていれば早期発見できたかもしれない**」という後悔とともに、歯科医師として、歯に関しては患者さんに同じ思いをして欲しくないと強く思うようになりました。

そもそも病気にならなければ、病気の辛さや健康のありがたみに気付かないかもしれませんが、それを患者さんに伝えるのは治療すること以上に大切だと思いました。**病気の辛さや健康のありがたみをお伝えするのが、この本を書いた理由の1つ**です。

本書の概要をご紹介します。

一章では、私のこれまでのキャリアについて高校時代から振り返ります。歯学部を卒業後、2度の大学院進学と留学を経て、開業に至った経緯についてお伝えします。

二章では、留学経験をもとに、イギリスと香港に住んで感じた日本との違いや印象に残っていること、感じたことについてお話しします。

三章では、日本と海外（主に香港）との歯科の違いについてお伝えします。歯学部入学から大学での教育内容、大学院での研究から開業医の事情についてお話しします。

四章では、医療を受ける立場として、日本の歯科医療の良いところ、そうでないところについてお伝えします。また、私が網膜剥離になりいろいろな病院を受診した経験から、患者として病院選びや健康について感じたこと、医療従事者の立場から伝えたいことについてお話しします。

五章では、これまで渡航した45カ国での体験をもとに感じた事や日本との違いについてお話しします。

「おわりに」では、過去の経験をもとに歯科医師の観点から健康についての考え方や、歯科医院をどう活用するかについてお話しします。

皆さまの健康意識の向上のお役に立てれば幸いです。

目次



# 第一章
# 飽きっぽい私が歯科医になるまでの道のり

# 第二章

# 海外留学での出来事

# 第三章

# 日本と海外の「違い」
# 〜歯科事情について〜

第四章

# 日本の歯科医療の問題と対策

# 第五章

# 45カ国回想録

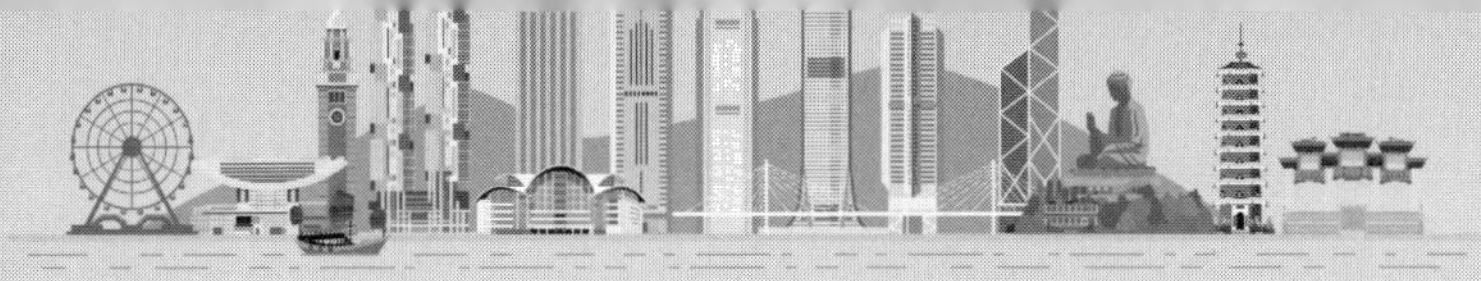

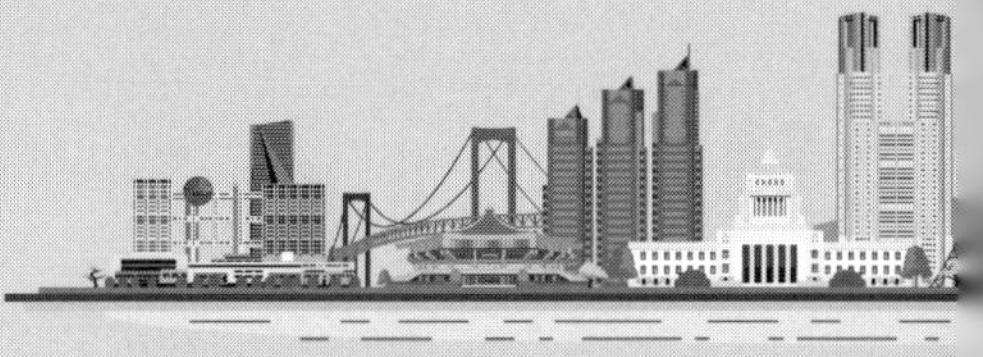

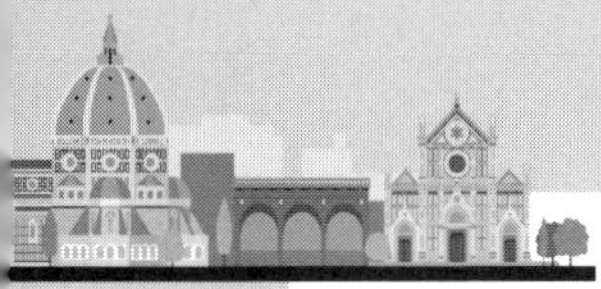

第　一　章

# 飽きっぽい私が歯科医になるまでの道のり

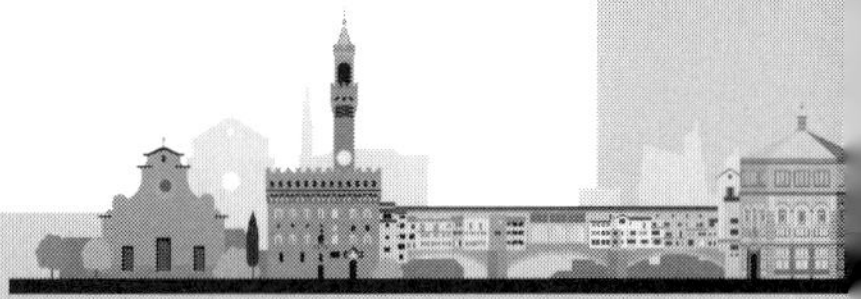

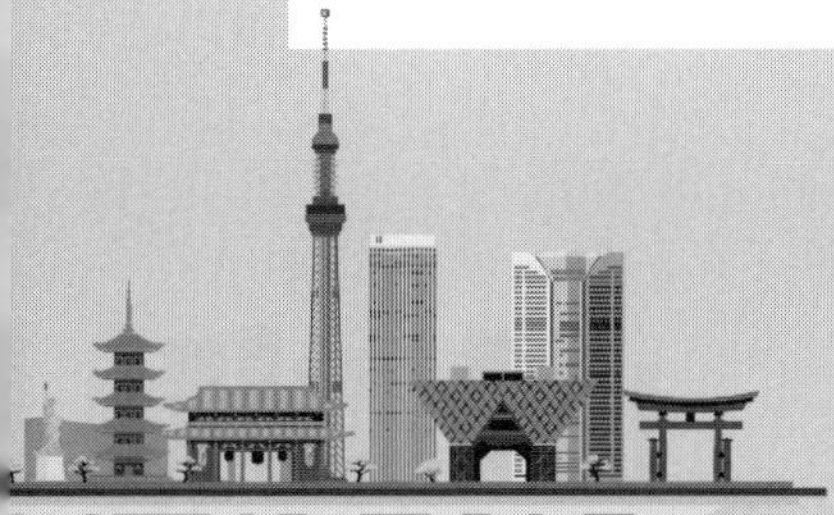

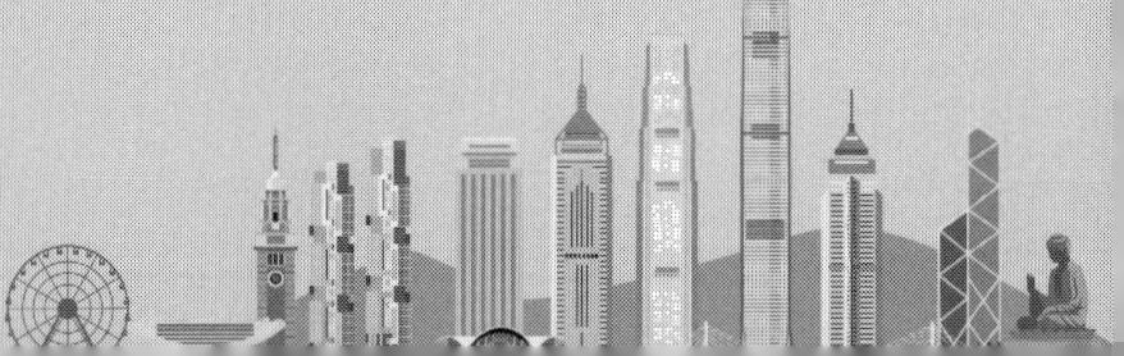

## 消去法で選択した「歯学部」

この章では、私のこれまでのキャリアについて振り返っていきます。

「はじめに」でも軽く触れていますが、大学の教授にも「お前は飽きっぽいな」と言われるほど私は飽き性です。開業に至るまでさまざまな場所を転々としてきましたが、開業をしてようやく落ち着きました。

最初に「歯科医をめざしたきっかけ」というお話をするために、高校時代から遡っていきます。

高校時代は、広島県の高校に通っていました。当時は、「高校を卒業したら広島を出て都会で暮らしたい」と思っている程度で、「歯科医になりたい」というような目標は特にありませんでした。

私が通っていた修道高校は、当時は珍しく私服が許されており、生徒の自主性を重んじる学校でした。勉強だけを頑張ろうという校風はなく、厳しい校則もなく、そのためか生徒はもちろん先生達も個性的でおもしろい人ばかりでした。

偏差値は広島県で4番目くらいでしたが、高校2年生になる時点で文系・理系の選択をしなければなりませんでした。行きたい学校や学部、なりたい職業もなかったので、正直なところ「どちらでも良いかな……」と思いましたが、多くの生徒が選択していた理系に決めました。

歴史、地理、英語などの文系科目の方が好きで理系科目のほうが苦手ではあったのですが、少数派の文系コースに行くことが怖かったというのが実際の理由です。

理系の中でも特に物理が苦手で、教科書を読んでも授業を聞いても理解できない状態でした。受験期に入って、いざ進学する学部を決めるとなると、物理が苦手という時点で進路が絞られました。

そもそも理系の学部は「医学部」「薬学部」「歯学部」「工学部」「理学部」くらいで、その中から物理がベースとなる工学部と理学部を候補から外すと、「医学部」「薬学部」「歯学部」の3つしか残りません。

医学部に行きたい同級生が多かったので、最初は「医学部」にしようかと思って先生に相談したところ、「国立大学の医学部に行きたければ、地方でないと厳しい」と言われてしまいました。冒頭でお伝えしたとおり、「広島を出て都会の大学に進学すること」が私にとってもっともプライオリティが高かったので、医学部はその時点で選択肢から消えました。

結果的に残った候補が、「歯学部」か「薬学部」でした。この2つの学部でどちらにするか迷いましたが、なんとなく「歯学部」に決めました。消去法でしたし、何がなんでも受かりたい、というような心意気もなく、「浪人したくない、とりあえず大学生になりたい」という程度に考えていました。

東京に行きたかったので、東京医科歯科大学を志望校にしようと思い担任の先生に相談したところ、「単科大学より総合大学の方が、いろんな人がおるよ」と言われ、「なるほど」と納得。近場の都会の総合大学では大阪大学に歯学部がありました。

東京には家族で何度か行ったことがあり、テレビで観たことがある新宿の高層ビルや渋谷のスクランブル交差点を目の当たりにして、「これが同じ日本か？」と衝撃を受けたのが理由で、当初の目的は都会の中でも「東京に行く」でした。

ただ、広島県で生まれ育った私からすると、東京も大阪も地図上では東の方角にある大都市で、大阪も東京のような都会だろうと都合良く考え、「大阪大学」の「歯学部」を志望校に決めました。

今考えると東京と大阪は全然違うのですが、結果的に広島を出ることには成功しました。

そもそもなぜ私がここまで広島を出たかったのか、改めて考えてみました。

先にもお話ししましたが、私が通っていた修道高校は、人口が120万人くらいの街の中心近くに建っていて、規則という規則はなく、勤勉というよりは自由と個性を大切にする学校でした。そのおかげで、高校時代は広島の中心でとても楽しく過ごしており、広島は18年住み満喫できたので、大都会東京に憧れていたのだと思います。

また、両親とも東京の大学に行っていたため、「広島に留まる理由はない」とも思っていました。

無事、大阪大学歯学部に合格したことは良かったのですが、進路選択に確固とした信念がなく、志望校も何となく決めてしまい、結果的に、当時の自分が思い描いていたような大学生活ではありませんでした。

## 想像とは違った大学生活

大阪には小学生の頃、親戚の家に遊びに行ったくらいで、物心ついてから行ったことはありませんでした。「第二の都市だと言われているし、東京とあまり変わりないだろう」と想像していました……が、これが全く違いました。

大学というと、日本全国から学生が集まって、わいわいと楽しく過ごす場所だと思っていたのですが、聞こえてくる声は、関西弁ばかり。感覚的には、学生の7~8割は関西人でした。ちなみに、高校の友人が京都大学に行っていたので、出町柳の吉田キャンパスには何度か遊びに行きましたが、京大は全国から学生が集まっている印象でした。

広島県で生まれ育った私は、関西弁はテレビでお笑い芸人が喋っているイメージしかなかったのですが、講義をしてくれる大学の先生も関西弁でしたので、最初のうちは面白くないお笑いを聴いているようで、なかなか馴染めませんでした。

それに、歯学部には一学年に60人ほどしか学生が在籍しておらず、こぢんまりとした印象。わずか60人の狭いコミュニティでクラス替えもなくこれから6年を過ごすと思うと、入学早々に滅入ってしまいました。


大阪大学には吹田キャンパスと豊中キャンパスという2つのキャンパスがあるのですが、大阪大学という割には大阪市内にはなく、どちらも大阪の中心からは離れていました。

特に、歯学部がある吹田キャンパスは、山を切り開いたような場所で、最寄り駅である阪急北千里駅からは徒歩20分。キャンパスは広大で、各学部間は離れており、人もまばらでした。

入学前にきちんと調べなかった私が悪いのですが、自分の思い描いていたキャンパスライフとかけ離れていて、ショックを受けました。

勉強は……というと、そもそも勉強する気になれなかったこともあり、サボれる講義はすべてサボって、家で寝ていました。

特に最初の一年半は、歯とは関係のない教養課程の講義がほとんどで、出欠を取る講義では出席に○をして本を読むか寝ていました。サークルや部活の見学にも行きましたが、これだと思うところがなく、学校でも家でも寝ていました。

何もしなければ世間知らずなまま学生生活が終わってしまう……。そんな危機感から、アルバイトを探し始めました。

同級生が誘ってくれた塾講師のアルバイトは割が良かったのですが、1日やってみて、「自分のような人間が人に教えている場合じゃない」と思い、すぐに辞めました。

学生のうちに飲食店などのアルバイトを経験して接客・接遇の感覚を培っておかないと、将来、患者さんだけでなく人とのコミュニケーションに困るかもしれない……そう考えていたら、通学路にあったユニクロでアルバイトの求人を見つけました。

応募したら採用となり、すぐに働くことになりました。大きな会社なのでスタッフの人数も多く、教育もしっかりしていたので、良い組織に入れたと思いました。

業務内容は、社会人経験ゼロの私には真新しいことばかりで、いろいろと学ばせていただきました。フロアやレジでの接客をする機会が多かったのですが、店長によくダメ出しをされたのは、社会人としては当たり前のこういった内容です。

・お客様が入店／退店したら挨拶する
・お客様の目を見て笑顔で話す
・言葉遣いは（マニュアル通り）丁寧に、心をこめて
・お客様に物を渡したり預かったりする際は、必ず両手を差し出す

お正月などの繁忙期には、商品棚に陳列したフリースが開店1～2時間で売れてなくなり、倉庫の天井まで積み上がった段ボールに入ったフリースを出したらすぐに売れて、また出して、その日が終わる頃には段ボールがなくなって……という感じで非常に活気がありました。

また、職場の先輩方がとても温かくおもしろい方ばかりで、仕事も楽しく、気づいたらユニクロ漬けの生活になっていました。

職場の中には、芸人でもないのにおもしろいことしか言わない先輩や、どんなクレーマーもなだめて最後には「ありがとう！」と言って帰らせてしまうような接客上手な先輩がいて、コミュニケーション能力の高さに驚かされました。

今思えば、コミュニケーション下手の私にコミュニケーションの基礎を教えてくれたのは、ユニクロでの経験だったと思います。

一方、ユニクロのスタッフや大学の同級生のほとんどが関西人でしたので、東日本の人に出会うことは稀でした。同じ都会でも、東京は全国から人が集まる一方、大阪には大阪が好きな関西人が多い印象を受けました。極端な話、大阪に住んで何も不自由はなく、他の地方の人は会話がおもしろくないので、大阪から出るなんて考えてもないという人が多いように感じました。もしくは、大阪から出たい人は既に出ているので、出会えなかったのかもしれません。

大阪はまるで1つの国かのように独特の空気感があり、東京の開かれた感じとは異なりました。大阪に住んでみて初めて東京との違いがわかり、東京のドキドキ感は首都ならではの魅力だと認識しました（誤解のないように補足しておくと、東京と比べて大阪の方が人は温かく面白く、住めば住むほど味が出る街だと思いました）。

私の中の「東京コンプレックス」は膨らむ一方で、それを解消するため、休みのたびに東京に遊びに行っていました。

飛行機でたった1時間で行けるのに、こんなにも違うのかと思い、大学で東京に行かなかったことを後悔しました。

いったん大学を辞め、東京の大学に入り直そうと考えましたが、歯学部に入った理由が曖昧なように、大学を辞めてまでやりたいと思えることがなかったため、ズルズルとそのまま在籍していました。

専門課程に入ってからも、講義に興味が持てず、学校には寝に行って、終わったらアルバイトに行く生活がしばらく続きました。

## 東京よりも、海外に魅了され始める

3年生になって周りの文系の学生たちが就職活動を始めるタイミングになると、「まだ4年間学生ができるのも悪くないな」と思い、その辺りから「大学を辞めたい」という気持ちは薄れました。というよりも、辞めたところで行き場がないことを悟り、ようやく現実に向き合うようになったのだと思います。

ちょうどその頃、私と同じく東京に行けばよかったと女々しいことを言って傷を舐め合っていた仲の良い同級生が、ニューヨークに遊びに行くと言っていました。「なんかすごいこと言ってるな。そもそもニューヨークってどこだろう?」と思い、海外に行ったことがなかった私は彼から刺激を受け、世界地図を開きました。そして、英語圏の中で安全なオーストラリアへの旅行を計画したのです。

オーストラリアでは、パースの青い海とインド洋に沈む夕日を見て、「東京に行くより**海外のほうが楽しいかもしれない**」と思い、それ以来、休みのたびに海外旅行に行くようになりました。

その後、アメリカとカナダに行って旅行には慣れましたが、「英語が話せたらもっと楽しいだろうな」と思い、4年生の夏休みに語学学校へ行こうと思いました。

英語圏で行ったことがなかった国が、イギリス、ニュージーランド、アイルランドで、どこも名前を知っている程度。いまいちピンとこなかったのですが、**ヨーロッパを旅行したいとの考えから、語学学校はイギリスを選びました。**

イギリスは産業革命とビートルズ以外に何も知りませんでしたが、ロンドンはまさに人種のるつぼで、もともとは肌が白いアングロサクソン系の国なのに、そこに溶け込んで生活している中華系、インド系、アフリカ系の人が多いことに驚きました。

また、チャイナタウンは繁華街の中心にあるにもかかわらず、そこだけ別の国のような印象でした。ご飯も美味しく、気付けば頻繁に通うようになっていました。

今思えば、その頃から中国に興味を持ち始めたのだと思います。

語学学校では、スペイン人、イタリア人、ハンガリー人、ドイツ人、日本人と時間を共にし、友人もでき、短いながらも旅行では得難い経験ができました。

その後、**ユーレイルパス（ヨーロッパの周遊券）を使って7カ国を回りました。**予約していたミラノ～ナポリ行きの夜行電車が来なくて焦りましたが、それ以外は大したトラブルもなく、無事に帰国。常に地図と睨めっこしていたので、ヨーロッパの地理が少し頭に入りました。

旅先で出会う人たちはユニークで、職業もさまざま。国内で普通に生活していたら会えないような方ばかりでした。

新たな土地に行けば行くだけ知見が広がるのを実感し、社会人になったら自由に海外に行けなくなると聞いていたので、学生のうちにいろいろなところに行っておこうと思い、ユニクロと梅田の飲食店でひたすらアルバイトをして資金を貯めていました。

4年生の春休みは、沢木耕太郎の『深夜特急』のルートを真似して、1ヶ月かけて**シンガポールからマレーシア、タイ、カンボジアに行きました。**

ベトナムにも行きたかったのですが、ちょうどベトナムでＳＡＲＳが発生したというニュースがあったので断念。代わりに**プーケットで1週間、スキューバダイビングのスクールに通いつつのんびりしました。**

印象的だったのは、東南アジアの都会に満ちていた熱気と活気です。一方、田舎は自然がまったくの手つかず。アンコール遺跡があるカンボジアのシェムリアップでは夜明け前に星が無数に見えたのを鮮明に覚えています。

当時は物価が安かったので食費や交通費は気にする必要もなく、バックパッカーが集まる安宿に泊まって好きな時間に寝て起きていました。授業もアルバイトもなく24時間を自由に使っていたので、1日1日が濃く、充実感がありました。

5年生の夏休みは、人生最後の夏休みだと思い、初日から最終日まで旅行を計画しました。

ウズベキスタン航空でロンドン行きの航空券を予約し、ストップオーバーしたサマルカンドのバザールでは、見たことがない豆やフルーツ、香辛料が並んでおり、そこにいる人々は素朴で、中世のシルクロードにいるように感じられました。

4年生の夏休みに行ったロンドンが楽しかったので、**同じ語学学校に5週間行き、残りはスウェーデンとスペインを旅行しました。**

2年続けて語学学校に行きましたが、英語は少し慣れたくらいであまり話せませんでした。

ネイティブであるイギリス人の先生と接する時間は授業中に限られていて、放課後に遊ぶ外国人のクラスメートの英語力は自分と同レベルだったからだと思います。

**北欧に行ってみたいと思い、週末にストックホルムに**行ったら、街並も建築物も地下鉄の駅も斬新で、もともと期待していなかったのもあり、異世界に来たように感じました。

街を歩いていると、公園や道路のベンチで水着になって日光浴をしている人たちがいたのですが、「同じ人間なのか？」と思うほどスウェーデン人は美男美女が多かった印象です。

リュックで歩いていると、「どこに行きたいの？」と子連れのイケメンパパが道を教えてくれたり、船のホステルを探していて道に迷い犬と散歩中のおばちゃんに道を聞いたところ、「英語は10年以上話してないけど…」と言いながら流暢な英語で教えてくれたりと、イギリスで感じたような差別は感じられず、非常に親切でした。

良い意味で最も期待を裏切られた感があり、ロンドン、パリ、ローマに行った後でなければ、ストックホルムに行くという発想には至らなかっただろうと思い、**実際にいろいろな場所に足を運んでみることが大切だと痛感**しました。

当初、**東京に遊びに行く代わりに始めた海外旅行が趣味となり、大学生の間に23カ国に行き、東京に対するコンプレックスは薄れました。**ただ、気がついたら卒後の進路を考える時期になっていました。

## 初めての留学（イギリス）

5年生の後半から病院での臨床実習が始まり、講義のようにサボることはできなくなりました。これまで勉強してこなかったツケが回ってきて、右も左もわからず、ついて行くだけで必死でした。

ただ、実習が始まって同級生や先輩、大学の先生方と話す時間が増えた結果、私も周囲に馴染んでいました。

大阪に来たばかりの頃は全く馴染めませんでしたが、実は、同級生や先輩、先生方は温かくておもしろい人が多かったのです。

常に笑いがあり、こんな温かい場所は他にはないだろうと思うようになりました。大阪の人が地元大好きで、外に出たがらない理由が理解できました。

大学の歯学部を卒業した後の進路は、大学院に行くか、勤務医として就職するのが一般的です。

ただし私の場合は、あまり勉強していなかったので知識がなく、興味も湧かなかったので、歯科医師としてこうしたいという目標はありませんでした。

友人の多くが大阪大学の大学院に行くと言ったため、私も同じように考えるようになりました。

しかし、大阪大学歯学部は交通の便が悪いため、先生方は車で通勤し、終電は気にせず遅くまで研究をしているイメージがありました。

今思えば、車通勤ができて、夜遅くまで研究に打ち込めるのは有り難い環境だと思いますが、当時の私にとっては、1つ2つ先輩の大学院生の生活を見て、1年後、2年後の自分の生活を想像したとき、ワクワク感がありませんでした。

その頃には大阪の良さを身に沁みて感じていましたが、卒業したら今度こそ東京に行こうと思いました。

とはいえ、東京は地理もわからず、良さそうな就職先の見当がつかなかったので、社会人になるまでの猶予期間と捉えて東京医科歯科大学の大学院に行こうと思いました。

大学院では専門分野を選ぶ必要があるのですが、特に勉強したいことはありませんでした。夜中まで残って研究するのは嫌だったのと、阪大は雰囲気が良くない医局があったので、医局の雰囲気が良く、早く帰れるのは保存修復科だと聞き、阪大の先生にお願いして、保存修復の教授をご紹介いただき、見学に伺いました。

「保存修復科」は、「むし歯を削って白い樹脂を詰める」を専門にしているところです。研究内容に興味があったわけではなかったのですが、教授がとても気さくな方で感動しました。これまで抱いていた「教授」＝「近寄り難く険しい顔をしていて何をしているかわからない人」というイメージの真逆で、とてもかっこ良く、ここでお世話になりたいと思いました。


4年制の大学院だったのですが、1年生の間は週4日、教授や他の先生の診療のアシスタントをして、残りの1日は外勤（歯科医院でアルバイト）というサイクルでした。

ありがたいことに夏休みがあり、上海に行きました。大学院生になっても旅行に行けて、学生っていいなと思いました。

中国は反日教育をしていると聞いていたので、タクシーの運転手などに嫌な顔をされるかなと思いましたが、上海人は外国人慣れしているのか、粋な感じで、さっぱりしていました。

当時はご飯もスイーツも安くて美味しく、街の規模と空気感が圧倒的で、アジアのニューヨークのようで、中国は実は近くて面白い国ではないかと思いました。

そんな生活をしている中で、大学院の先輩が1年間アメリカ留学に行くことを知りました。

大学院在学中に留学へ行けるなんて阪大では聞いたことがなかったのですが、あるとき教授に「僕も留学したいのですが、どうすれば行けますか？」と質問したところ、「早めに論文を書き終わったら考えよう」と仰いました。

そもそも研究というものを理解していませんでしたが、先輩に教えていただいた通りに作業をしてデータを出して、論文を書いて投稿しました。

2年生のゴールデンウィークは、大学もアルバイトも休んで10日くらいタイに行こうと思ってバンコク行きの航空券を買いましたが、**タイに10日いても飽きるかなと思い、バンコクからインドへ行きました。**

カルカッタの空港を出た途端、インド人の集団に囲まれ、市内の道路には野良犬はもちろんサルやウシが歩いていたり、バラナシ行きの国鉄の予約した3人掛けの席を見つけたら既に10人くらい座っていたりと、あり得ないことだらけでした。

カルカッタからバラナシの寝台電車では、夜は板の上で寝て、昼間は冷房のない車両で変わらない景色を眺め続けて、12時間以上かけてバラナシに着いた頃には疲れ切っており、インドの広さを実感しました。

バラナシ駅の観光案内所に紹介されたリキシャーに乗ってゲストハウスにチェックインし、ようやく喧騒から逃れられたと部屋でベッドに横たわっていると、部屋のドアをバンバン叩かれ、何かと思えばガンジス川まで連れて行ってやるとのこと。鬱陶しかったですが、後でガンジス川には行こうと思っていたので、ガイドについてガンジス川に行った帰りに、バラナシシルクを見ないかと店に連れて行かれました。

バラナシに来てバラナシシルクを買って帰らないなんてもったいない、家族や友人にお土産に渡すと喜ばれると言われ、しつこいのと疲れと暑さで判断力が鈍っていたため少々購入しました。そんなこんなで行く先々でインド人が寄ってきて騙され、ご飯は口に合わずコーラでお腹を満たし、栄養不足で疲れ果てました。

インドからの帰りに経由地であるタイのバンコクに寄ったところ、何度も来ているのでおおよその事は想定内で、ご飯は美味しく移動はタクシーで便利でタイ人はにこやかでとても居心地が良かったのですが、それが逆に物足りなく感じている自分に気づきました。「これがインドの魅力か」と思い、3年生のゴールデンウィークに再びインドに行きました。

アーグラではデリー行きの電車の時間変更のために旅行代理店に行ったら、奥の部屋に連れて行かれ、いつの間にか宝石（恐らくただの石）を買わされてまんまと騙されました。そもそも電車の時間変更のために旅行代理店に連れて行ってやると言ったインド人について行ったのが間違いでした。

カトマンズからデリー行きの便に乗るためチェックインカウンターに行くと、「あなたの名前はコンピューターにない。満席なので乗れない」と言われ呆然としました。

「次の便に乗れるから待っておけ」と言われましたが、次の便もその次の便も満席で、夕方になりチェックインカウンターが閉まったので、仕方なくカトマンズの宿に引き返しました。

連休明けの月曜日から仕事だったので、当初は金曜日にカトマンズからデリーに行き、土曜日の朝にエアチャイナで北京行きの便に乗り、北京で乗り換えて土曜の夕方に帰国する予定でした。

その計画が崩れたため、どうにかできないかと思って宿の近くの旅行代理店へ行き、「日曜の夜までに東京に帰りたい」と伝えたところ、そもそもカトマンズの空港は小さいので乗り入れている便が少なく、「近くの大きな空港（デリー、バンコク）まで行かないと東京行きの便はない。バンコク行きの直行便は最短でも1週間後で、バンコクに行くには、まずカルカッタ、ムンバイ、デリーに飛び、そこからバンコクに行く方が早いが、早くても東京に着くのは翌週の水曜になる」と言われました。

こんな辺鄙なところに来た自分の責任だと思いましたが、お金は払うから何としてでも日曜日の夜には東京に帰りたいと言ったら、カトマンズ↓デリー↓バンコク↓成田で探してみると言ってくれました。

デリー行きの便が満席なので、キャンセルが出るか朝まで見てくれるということで、次の日の10時に来てくれと言われました。当時、ネパールは3泊4日までビザが不要でしたが、4泊することになり、ビザはどうしたらいいか聞いたところ、明日の朝一でイミグレーションオフィスに行って事情を説明しなさいと言われ、宿に帰りました。

しかし、調べてみると土曜日はイミグレーションのオフィスが休み。これは不法滞在になるのかと思い眠れず、翌朝に旅行代理店に行ったところ、「ちょっと高いが、良いチケットを見つけた。今夜カタール航空でカトマンズからドーハへ行き、1時間の乗り換えでドーハから関空行きに乗れば、日曜の夕方に着く。ビザは出国審査場で事情を説明すればいい」と言われ、1350ドルで購入しました。

出発の3時間前に空港に行き、チェックインカウンターでチェックインに10分以上かかったものの、無事に搭乗券を発行してもらって出国審査場で事情を説明したらお咎めはなく、ビザ代を払って無事出国しました。

出国後、ドーハ→関空の搭乗券の名前が、KITAYAMAではなくKATAYAMAになっていることに気付きました。先ほどのチェックインカウンターの男性は動きが遅く、素人感丸出しだったのでスペルを間違えたのだろうと思いましたが、もう出国しているのでどうしようもない状況でした。

ドーハ行きは21時発予定でしたが、出発が1時間近く遅れ、これではドーハの乗り換えに間に合わないと思い観念し、間に合わなかったらホテル代は出るのかなどと思い巡らせていましたが、ドーハには定刻に到着。関空行きの便で搭乗券の名前はチェックされずスムーズに乗り換えができ、幸運にも日曜日の夕方、関空に着きました。

カトマンズから事前に連絡していた阪大時代の親友が関空まで車で迎えに来てくれて新大阪まで送ってくれました。そんな協力もあり、日付が変わる頃に何とか東京の自宅に着来ました。

帰国後に判明したのですが、予約していた便に乗れなかったのはインド系航空会社のミスでした。

カトマンズ→デリーを5月4日で予約し、手書きの航空券には5月4日と書かれていたのですが、コンピューター上では5月1日になっていたため、カトマンズの空港では予約が確認できなかったと、航空会社の方が理由を説明してくれました。

また、帰りのカタール航空の費用は、実際は750ドルだとインド系航空会社の方に言われました。航空券の右下にUSD750と記載があるので、残りの600ドルは賄賂かボッタクリでしょうと。飛行機のトラブルは初めてで、航空会社による人為的ミスで神経をすり減らし、こんな理不尽はないと知り合いの航空会社勤務の人に言ったところ、「もっと酷い事はいくらでもある、無事に帰国できたし結果オーライ、良い経験になったでしょ」と言われ、そういうものかと思いました。

確かに、カトマンズから日本に帰るためドーハまで西に5時間飛び、今度はドーハから東に9時間半飛んで関空、そこから新幹線など、考えもしませんでした。

この旅行で、自分がいくら気をつけてもトラブルは起こるということを経験し、それからは交通の便が悪い国には行かないようにしました。

この旅行で懲りて、**それ以来インドには行っていませんが、おかげさまで他の国でも騙されなくなりました。**

内容はともあれ、2年生の間に論文が終わり、アルバイトで留学費用を貯めました。

3年生になって教授に、「留学行きたいです」と言ったら、「どこ行きたいの?」と聞かれ、「ニューヨークに行きたいです」と言ったら、「ニューヨークはつてがないな。ロンドンならあるよ」と仰いました。ロンドンは語学留学で2度行っているのに加え、ヨーロッパに旅行しやすいとも思い、**ロンドンに1年間留学させてもらうことにしました。**

留学時代のエピソードについては、二章で詳しく書かせていただきます。

## 社会に出て気づいた自分の能力の低さ

4年生の12月にイギリスから帰国したのですが、大学院を卒業した後、もう1年イギリスに滞在する予定でした。

医科歯科大学の教授にもイギリスの大学の教授にも許可を得て、ビザを申請しました。

3年生でイギリスに行ったときは、日本の大学院生がイギリスの大学院にお邪魔させてもらうので「学生ビザ」を申請し、1週間でビザがおりました。

2度目に行こうとしていたときには大学院を卒業していたため、東京医科歯科大学に籍は置かせてもらっていたものの、学生ではなかったので、「アカデミックリサーチャービザ」という研究者のためのビザを取得しなければいけませんでした。

イギリスの大学がサポートレターを書いてくれていたので、それを添付して以前と同様に申請しましたが、ビザの結果がなかなか出ず、嫌な予感がしてサポートレターを読み返したところ、「医科歯科大学の大学院生が、1年間研究のために来ます」と、以前と全く同じ文面で日付だけ新しくなった内容でした。

その結果、1ヶ月以上待って、ビザリジェクトの通知が届きました。

サポートレターには学生と書いてあるのに、実際は学生ではない人が研究者ビザを申請し、内容が矛盾していたのが許可されなかった原因……そう思っていたのですが、イギリスの大学がイミグレーションに問い合わせたところ、そもそも研究者としてキャリアがなく、研究者のビザ取得は難しいとのこと。もう1年行きたかったのですが、諦めざるを得ませんでした。

ロンドンの部屋は借りっぱなしで荷物を置いていたのですが、ビザのリジェクト後は1年くらい入国できないそうで、途方に暮れました。

渡航に際してもっとも重要なビザのことをきちんと対策しなかった自分の責任で、もっと慎重に申請していれば、もしかしたら結果は変わったかもしれません。

すでに5月に入っていましたが、仕事もないので気を紛らわすためにベトナムに行き、帰国後、大学院の先輩や同期に紹介していただいた歯科医院に勤務しました。

これまで行き当たりばったりで生きてきたのに加え、不器用で臨床も下手。全く使い物にならず、力不足を痛感しました。

私が研究していたのはセラミックやプラスチックを歯にくっつけるための接着でしたが、セラミックやプラスチックを詰める治療は、歯医者なら毎日していることなので、それについて少々知識があったところで強みにはなりません。

私は当時28歳でしたが、この先どうするかを考えた際に、せっかく英語が少しわかるようになったし、イギリスの経験を生かして、もう一度留学したいと思いました。日本では歯科の大学院は博士課程のみですが、海外の大学院には、専門分野別に臨床を習得するためのマスター（修士）コースが存在することをイギリスで知りました。

このコースに行きたいと思ったのですが、学費が高いうえに、イギリスではEU圏外の学生は8倍くらいの学費を払っており、圏外から来ていたのはサウジアラビアやパキスタン、マレーシアなどからの国費留学生ばかり。一緒に研究をしていたサウジアラビアの留学生にコースについて聞いたところ、「高いだけで内容がない、外国人は扱いが悪い」と言っていました。

アメリカも学費だけで年間1000万円くらいかかり、3年間の生活費も加味すると5000万円ほど必要だそうで、実際にアメリカに臨床で留学しているのは実家が裕福な歯科医院の先生ばかりです。私には到底無理だと思い、学費が比較的安くて近いアジアにしようと思いました。

アジアの中ではシンガポールと香港の2択。どちらも過去に2度行ったことがありましたが、シンガポールは都会の割に退屈で、**香港は飲み込まれるような熱気と活気があり、また行ってみたいと思っていました。**日本に近いこともあり、香港にしようと決めました。

イギリスの研究室で仲良くなったマレーシア人に相談したところ、香港大学に留学中の友達がいるとのことで紹介してもらい、見学に行けることになりました。

専門分野は、「歯周病」「根管治療」「インプラント」のいずれかを考えていましたが、イギリスでお世話になったタイ人の先生が、「スイス人のインプラントの教授は有名な先生だ」と教えてくれました。

その教授に会いに行ったところ、恰幅がよく、雰囲気からして間違いない印象。すぐに「このコースに入りたい」とお願いしたら、一応は博士号を持っていたのと、日本人が珍しかったこともあって、CV（英文履歴書）を送ってくれと言われました。

当時は円高だったので（1ドル80円程度）、学費は3年間で1000万円ほど。生活費を含めて2000万円弱と試算しました。
イギリス留学に充てる予定だった貯金が残っていたのと、大学院中に借りていた奨学金の返還が免除になったので、週7日働けばまかなえると考え、**31歳で香港に留学することにしました。**

## 図書館に入り浸りの香港留学

香港へ行くまでは、イギリスでの留学のような楽しい生活を想像していましたが、行ってすぐに「舐めていた」ことを思い知りました。**周りの学生のレベルが想像以上に高い**のに加え、自分のレベルが低すぎることを痛感したのです。

英語も下手な私はついていくだけで精一杯。また、学ぶことや課題が山ほどあり（講義の復習、教科書で知識を習得、論文抄読や症例発表の準備、卒論の作成など）、要領が悪いのもあって、図書館に籠りきりでした。香港大学の図書館は自習の設備が整っており、職員の方は親切で、勉強するには最高の環境でした。図書館閉館後も自習室は24時間開いており、家に帰るとネットサーフィンをしてしまうので、夜中の2時、

3時まで自習室にいることもしばしばでした。

ちなみに、24時間自習室は図書館閉館後の22時にオープンするのですが、オープン前は学生が行列していました。並んでいる学生は、キャンパスの近くに住んでいる留学生（中国人や韓国人など）で、ペラペラ喋るでもなく静かに勉強しており、日本では見たことがない光景でした。そんな留学生に混ざって私も**3年間、図書館に入り浸り、人生で初めてまともに勉強しました。**

そんな勉強漬けだった香港での生活が終わろうとしている頃は、2000万円あった貯金は100万円ほどの状態。それでも、香港で知り合った台湾人と中国人の友人を訪ねて、**シンガポール、海南島、成都、九寨溝へ一人卒業旅行をしました。**

## 帰国後、サラリーマンから勤務医、開業へ

2014年11月に帰国後、34歳でしたが将来の進路も決まらず、留学前に勤務させてもらっていた医院でお世話になっていました。

12月に香港大学へ卒業式に行った際に、スイス人の教授が日本で行くあてがあるか心配してくれて、東京医科歯科大学のインプラント科の教授を紹介してくれました。その教授が飲みに連れて行ってくださった際に仕事について相談したところ、インプラントのメーカーを紹介していただきました。

サラリーマンも出張があって楽しそうだと思い、メーカーへ就職させていただきました。

配属されたのはマーケティング部で、営業をサポートするため商品の販促を主に行う部署でした。

歯科医院に勤務する際は、お客様は患者さんですが、歯科のメーカーに勤務すると、お客様は歯科医師の先生になります。歯科医師は良くも悪くも変な人ばかりで、偉そうな先生、横柄な態度を取る先生が多く、そういう先生たちに営業しに行く方は本当に大変だろうなと思いました。

マーケティング部の仕事は、最初は目新しいことばかりで楽しかったのですが、同時期に入社した同じ部署の人との折り合いが悪く、私も未熟で良い人間関係を築くことができなかったため、**会社に行くのがストレスで耳鳴りがするようになっていました。**

初めて会社組織に所属し、いろいろな部署で仕事をバリバリこなす方たちを目の当たりにし、良い経験をさせていただきました。せっかく教授にご紹介いただいたのですが、数年先の未来が描けず、1年ほどで辞めました。

その後は友人が紹介してくれた歯科医院で3年間勤務させていただきました。

大学を卒業した当初は開業など全く考えていませんでしたが、38歳になっていたのと、**もう十分経験したと思い、歯科医院を開業**することにしました。

そして、現在に至っています。

第　二　章

# 海外留学での出来事

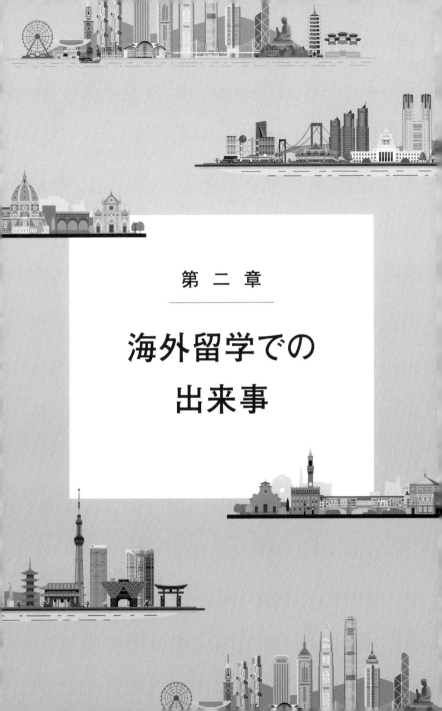

## 慣れない英語で専門分野を学ぶ（イギリス編）

この章からは、私の海外での経験について、お話しします。

私は執筆時点で海外45カ国を訪れていますが、大学生の間に23カ国に行きました。その後、大学院在学中に英国キングスカレッジロンドンへ1年間留学。そして大学院を修了し、2年半勤務医をしてから、改めて香港大学の大学院へ入学して3年間学んだという略歴は、一章でお話しした通りです。

二章では、実際に海外で生活をして、歯学の勉強をしている中での体験談をご紹介します。

大学院中にイギリスに留学したときにまず当たった壁が、「英語」でした。研究室の技官や学生たちが話すネイティブの英語が全くもって聞き取れず、イギリスの英語を話しているということしかわかりませんでした。

唯一、教授の英語は少し聞き取れたのですが、それについて技官に話したところ、「教授は良い中学に行ったから綺麗な英語を話すが、私はその辺の中学に行ったから」

とのこと。

一章でもお話しましたが、大学4年生と5年生の夏休みの間は、イギリスの語学学校に行きました。その頃は、「英語を話せるようになれば、海外旅行も便利だし、もっと楽しくなるだろうな」と思っていました。

語学学校では、イギリス人の先生を中心に、クラスメートとグループになってその日のテーマについて話し、放課後はクラスメートと遊びに行き、英語を話す環境に身を置くという感じでした。

クラスメートの国籍は、イタリアとスペインが一番多く、その他はロシア、中南米のコロンビアやメキシコ、アジアの韓国や日本などでした。

イタリアやスペインなどのラテン系の人たちは、とにかく明るくフレンドリーで情が深く、20年経った今でも何人かは連絡を取り合っていて、彼らを訪ねてイタリアやスペインへ行きました。

しかし、語学の面では、**ネイティブではない同じレベルの者同士で話していただけなので、ネイティブと話せるような英語は身についていませんでした。**

研究室のイギリス人以外の学生では、ゆっくり話すアジア系、あるいはイタリア人やスペイン人の英語はかろうじて聞き取れましたが、明らかに頭の回転が速くペラペラ話す人の英語はほとんど聞き取れませんでした。
「コミュニケーションができなければ話にならない、まず英語をどうにかしなければ」と思いました。

講義などはほとんどなく、好きな時間に行って帰るという状態でしたので、午前中は語学学校へ行き、午後から研究室に行き、夜帰ったら「BBC Radio 1」をひたすら聴く……という日々でした。

8ヶ月くらい経ってようやく少し聞き取れるようにはなりましたが、1年という限られた期間だったので、英語がある程度できる状態で留学をスタートできていればもっと良いものになっただろうと思いました。

## 英語が上手に話せないアジア人は差別の対象に

サッカーのプレミアリーグなどで人種差別が明るみになるとニュースになりますが、私自身の体験では、**差別は日常的なもの**でした。

そもそもイギリス人は、「差別して何が悪いの？」という感じで、それを表に出す人もいれば、出さない人もいて、稀に差別してなさそうな人もいるという風に感じました。

イギリスはもともと白人の国で、アメリカのように移民が作った国ではないにもかかわらず、インド系、アラブ系、アフリカ系、華僑やマレーなどのアジア系の人種が多いので、白人のイギリス人が外国人を「ヨソ者」あるいは「別の人種」と認識するのは不思議ではありません。

あくまで私個人の感覚ですが、もっとも差別されているのがイスラム教徒やアジア系。ヨーロッパの中では東欧（ポーランド、ハンガリー、ルーマニア、ブルガリアなど）や南欧（イタリア、スペイン、ポルトガル、ギリシアなど）は下に見られており、アメリカ、フランス、ドイツ、北欧などは対等、あるいは下には見ていないように感じました。

私が話したイギリス人の中では、アジアに旅行する際にもっともポピュラーな場所は、ビーチがあって物価が安いタイでした。２００８年当時の日本は物価が高いイメージもあり、日本に行ったことがあるという人は多くはなかった印象です。

イギリスから見るとアジアは世界地図の右端にあり、日本に行った事がない人は、日本は地球の果てくらいに思っているようでした。もちろん、実際の距離も遠いのですが、感覚的には、日本人がイギリスに行くよりも、イギリス人が日本に行く方が同じ距離を移動するにしても遠いと感じている印象でした。

ヨーロッパはＬＣＣ（格安航空会社）が多く、見どころいっぱいのヨーロッパ内を数千円～数万円で移動できます。そのため、わざわざ高いお金を出してアジアまで行く理由がないのかもしれません。

そういう人たちに「Where are you from?」と聞かれ、「Japan」と答えると、もちろん日本のことは知っているのですが、「中国や韓国と同じでしょ？」というリアクションの人が少なからずいました。

「全然違います」と言いたいところですが、日本で出会ったラトビア人に「エストニア、リトアニアとどう違うの？」と聞くのと同じような感覚だと思います。

同じアジア系でも、イギリス生まれで英語がネイティブの学生は、さほど差別されていないように見えました。

もちろん、その人の個人としての能力が高いという理由もあったかもしれませんが、英語が上手に話せるかどうかは重要なポイントで、私のように**英語が下手だと、差別の要因になる**と感じました。

イギリス人と会話が始まっても聞き取れないことが多いので、聞き返しているとスムーズに会話が進まず、「コミュニケーションが鬱陶しい」と思われるのではないかと思います。「なんで英語もわからないのに留学に来ているんだ？？？」というリアクションが多かったように感じました。

ロンドンは東京と同じく都会で、人々は忙しくてイライラしているので、致し方ないのかもしれません。


香港大学で一緒に勉強したロンドン育ちの香港人の友人は、ニューキャッスルの大学に在学中、電車のドアが閉まる時に「国に帰れ!」と叫ばれたり、「君、英語上手いね」と嫌味っぽく街中でよく言われたそうです。

地方は白人の比率が高いため、アジア系はロンドンより差別されやすいとのことでした。

## 金曜日の午後には、研究室には人がいなくなってしまう

私が所属していた研究室では、イギリス人や他のヨーロッパの人は17時にはきっちりと帰宅し、17時以降に残っているのはアジア系の留学生ばかりでした。

日本の大学では、夜遅くまで研究室に人が残っているイメージがあったので、17時に帰るなんていつ論文を書いているのだろうかと不思議に思えましたが、**イギリス人**

は早く帰って家族と食事をし、必要な仕事は家でしていると聞きました。

また、金曜日の午後は研究室の中ですら週末のような雰囲気になり、診療などの業務がない技官や大学院生が近くのパブで飲んでいるなんてことはザラにありました。技官に誘われてパブに行ってみると、まだ15時なのに、飲んでいる人たちから「すでに1週間が終わった感」が出ており(元々そんなに働いてなさそうに見えましたが)、勤務時間中にパブで飲むなんて自由だなと思いました。

技官に、「金曜日の午後に研究について相談させて欲しい」とアポイントを取ろうとしたら、「金曜日の午後?」と煙たがられて、断られたケースもあります。

同じ土日でも、日本と比べて週末の開放感は半端なく、カフェでペチャクチャ喋ったり公園で遊んだりしているイギリス人やヨーロッパの人たちの表情が、日本のそれとはまったく異なり、週末のために生きているという感じでした。

では平日にすごく頑張っているのかというと、そんな雰囲気は出しておらず、それでいてしっかりと成果を出している人が多かったので、要領が良い人たちが集まっていたのだと思います。

その一方、私は明らかに要領が悪く、朝から夜中まで、平日も週末も、研究室に籠っていることもしばしばでした。

## 約束は守られず、メールの返事は来ないのが基本

月曜日の朝、研究室でもっとも仲良くしてくれたスペイン人の友人に「次の日曜日、映画を観に行こう」と誘われました。

私は実験を早く終わらせたかったので、すごく行きたいというわけではなかったのですが、せっかく誘ってくれたし……と思い、「ＯＫ」と言いました。

同じ週の金曜日にも、「週末、映画を観に行くの覚えてる？」と念を押されました。

その後、土曜日の夜になっても連絡がありません。私のほうから「明日、何時にどこで待ち合わせをする？」とＳＭＳを送っても返事が来ませんでした。

日曜日の朝になっても返事がなかったので、「今日どうするの？」とＳＭＳを送っても返事はありませんでした。

そして月曜日の朝、まるで何事もなかったかのように、「Good Morning Sushi!」と言われました（私の名前Shuzoは呼びにくいのでSushiと呼ばれていました）。

このスペイン人は、仲が良かったので、「何で自分から誘っておいて、返事もしないんだ？」と聞いたところ、明確な回答はなく、謝りもしませんでした。

別件で、オーストリア人とスコットランド人のハーフの大学院生に、「明日、映画を観に行こう。明日の12時に研究室で会おう」と、土曜日に誘われました。

彼はスマートでドイツ育ちでスペイン人ではありませんし、待ち合わせ場所も具体的なので、今回は来るかと思いましたが、来ませんでした。

その後、39歳のタイ人に「明日の夕方、映画を観に行こう」と言われて、実際に『Sex And The City』を観に行きました。

そこで、「ヨーロッパの人って誘っておいて来ないのは何なの？」と聞いたところ、「リップサービスじゃない？」と言われ、「何でそんなことするの？」と聞いたところ、「わからない」という返答でした。

しかし半年くらい経って、同様にヨーロッパの人に誘われた際に、「これは来ない」「これは恐らく来る」と判別できるようにはなっていました。

そもそもどうして行く気がないのに誘うのか、あるいは、誘ったときは行く気だったけど実際には来ないのかは謎で、理解しようとするだけ無駄だと思いました。

約束が守られない状況は、研究室においても同様でした。

イタリア人の大学院生が、私と同じく歯の接着材の研究をしており、彼に「機材の使い方を教えてほしい」と頼んだことがありました。

そのときはとても親切に「オッケー、木曜日の午前に教えてあげるよ」と言ってくれたのですが、木曜日は研究室に来ませんでした。

翌日の金曜日に会っても、忘れているのか、覚えているけど気にしていないのかわからず、それについてこちらから触れられる雰囲気でもありませんでした。その場で角が立たないようにするための言い回しだったのかもしれません。

彼は毎年、Facebookで私の誕生日にメッセージをくれるのですが、その際に、「今月、札幌に行く。東京にも数日滞在するから、一杯飲もう、また近くなったら連絡する」と言われ、これもそのままスルーされるかなと思ったら、連絡があり、16年ぶりに会いました。

彼は現在、スペインの大学で教授をしており、「バレンシアは住みやすくて家族も気に入っている。ロンドンは何もかも高くて生活がカツカツだったけど、あの頃は良い時間だった」と言っていました。

教授になった今は学生の教育に手を焼いているそうです。イタリア人の彼が、わざわざ日本まで来たので私に会う気になったのか、あるいは教授になって変わったのかはわかりません。

一方、私がイギリスに留学していた7年後に学会でロンドンに行く機会があり、先述のスペイン人と仲が良かったトルコ人に連絡し、3人で会う約束をしましたが、当日にドタキャンされました。私の人間的な魅力が足らないのでしょう。

同じ研究室の良くしてくれていたタイ人とマレーシア人とトルコ人が、「リバプールの学会に行くから一緒に発表しない?」と誘ってくれ、ビートルズ好きの私はPenny LaneとStrawberry Fieldsに行ってみたいと思い、上司に当たるイギリス人の先生に、学会でポスター発表したいと言ったら、「いいね」と言われました。

学会にエントリーするにあたり、抄録の提出が必要で、イギリス人の上司に、抄録のチェックをメールでお願いしましたが、返事は来ません。

そうこうするうちに期限が近づいて来たので、「提出期限が迫って来ているので、チェックをお願いできませんか?」とメールをしても、返事はありません。

メールはスルーされたまま……かと言って上司のチェックなしで抄録を出すわけにもいかず、催促をした私が悪いような感じです。

その先生が別の用事でフラッと研究室に現れて出くわした際に、「抄録の内容はあれでいいから、提出して良いと思う」と言われました。本当にそう思っているかは不明で、恐らく、どうでもいいと思っていたのでしょう（読んでもいないかもしれません）。それならすぐに返事をくれたらいいのにと思いましたが、面倒だったのだと思います。

前述の「映画に誘っておいて来ない」「研究室の器具の使い方を教えてくれると言ったけど来ない」については、アジア人だから無意識に雑に扱っているのだろうと思っていました（私としては約束をしたと思っていましたが、そもそも相手はそう思っていないかもしれません）。

しかし、アメリカから短期で来ていた留学生も、上司からの返事は来ないと言っていました。帰国までにまとめなければならない研究結果を、余裕を持って上司のイギリス人の先生にメールで送っても返事がなかったそうです。

帰国日が迫ってきたため、再度メールを送ってもやはり返事はなく、困っていたタイミングでたまたま、その先生と研究室で出くわしたそうです。

すると、今までにないくらい愛想良く対応されたと話していました。返事をしていないことをうやむやにしようとしているかのようだったそうです。

一般的にアメリカ人は優遇されますので、「約束しておいて来ない」「返事が来ない」は珍しいことではないのかもしれません。

もちろん、みんながみんな雑な対応をする先生という訳ではなく、きちんと相手にしてくれる先生やフレンドリーな先生も、少数ではありますがいました。

ただ、**基本的なスタンスとして「自分のメリットにならないことはやらない」という印象でした**。

自分が面倒を見ている学生に質問をされても、「わからない、自分でやってくれ」という感じで、わかれば教えてくれることもあるという程度です。

どうしても日本で良くして下さった先生と比較してしまい、自分の上司は外れだった……と思いましたが、そんなことも言っていられないので、自分で何とかするしかなく、それはそれで良い経験になりました（むしろ、日本の先生が親切過ぎたのかもしれません）。

パキスタン人とサウジアラビア人の大学院生もイギリス人の先生は適当だし雑に扱われると言っていたので、アジア人だから、外国人だから、という理由もあるかと思いますが、総じて自分に実力がなかったのが原因だと思います。

一方、イギリス人の上司は、出来がいい金髪のギリシャ人の大学院生には明らかに親切で、ビジュアルも含め総合力が重要と思いました。

香港大学では、ギリシア人の先生にも教えていただきましたが、彼が診療室にいて学生を教えるべき時間にいない、彼の講義があるのでセミナールームで待っていても来ない、ということがあり、電話したら、「いま空港で、これからタイに行く」、「いま香港にいない」というような事は何度かあり、困りましたが驚きはしませんでした。

一方、スイス人の先生についてはそういったことは一度もありませんでした。

## イギリスでは、歯医者のほうが医者より稼げて社会的地位も高い

日本では、歯学部は医学部より偏差値が低く、医学部に行けない人が歯医者になる

ケースが多いように思います。しかし、イギリスでは逆でした。歯学部の方が難しいそうです。

私が所属していた研究室は「Department of Biomaterials（生体材料）」というところで、歯科に限らず、全身の生体材料を扱うところでした。

教授は歯科医でしたが、エンジニアでもあり、電車を作っていて、それを地元で走らせるのが趣味だと聞きました。

その他の先生は、歯科医ではなく化学や物理系の研究者でした。研究室にはよく医学部の学生が研究に来ており、歯科医ではない人が半数くらいでした。

日本の感覚ですと、歯学部の大学院生が医学部の研究室で研究させてもらうことはありますが、その逆は聞きません。一方、少なくとも私がいたバイオマテリアルズの研究室では、歯科医の教授がトップで、そこにいろいろな研究者や大学院生、医学部生や歯学部生が集まってきていました。

この構造が最初はよく理解できませんでしたが、**イギリスでは歯学部の方が医学部**

**より難しいので、歯科材料を含む生体材料の研究室が歯学部にある、**ということだと思います。

なぜ歯学部の方が難しいのか聞いたところ、「歯医者の方が社会的地位が高く、稼げるから」とのことでした。一度、歯学部の学生の講義に参加した際に、学生のほとんどがアジア系、アフリカ系で、白人は3割いないくらいでした。アジア系の方がよく勉強するようです。

研究室には歯科医でない人が半数かそれ以上いましたが、その人たちの一部が歯科医を妬んでいると聞きました。

それはまだ理解できるのですが、私を含めた歯科医の留学生までも妬まれていると聞き、アジアからの留学生たちは、「私たちは外国人でイギリスの免許は持ってないし、母国でも大して稼げないのに……」と言っていました。**イギリスの歯科医は妬まれるほど良い職業**と認識されているようでした。

研究室の歯科医ではない超優秀な大学院生が、卒業後にドイツ銀行から初任給1000万円以上のオファーをもらったらしいのですが、それを断ってまで歯学部に入り直して歯医者になりたいと言っているのを聞いたときは、歯医者ってそんなに良い職業なんだとビックリしました。

ちなみに彼は、大学院で金融や経済系の研究をしていたのではなく、ティッシュエンジニアリング（組織工学）の研究をしていました。それなのにどうして銀行からそんなに高給なオファーがあるのかと聞いたところ、ＰｈＤ（博士）を取得していると論理的な思考ができると判断され、高く評価されるということのようです。

４年間、何となく通って、数ページから数十ページの論文を書けば学位をもらえる日本と、数百ページ以上の博士論文を書き、外部機関の厳しい審査も経て学位が授与されるイギリスでは、ＰｈＤの価値が全然違うのだと思いました。

## ２年間無休で働き、香港へ

イギリスでは初めてのことばかりで、毎日が刺激的で非常に有意義な1年を過ごしました。大学では朝から晩まで研究をしていましたが、**月に1回ほど週末を利用して**

## ヨーロッパへ旅行するのが楽しみでした。

日本に帰ったらヨーロッパまで来るのに10時間以上かかりますし、長期の休みを取るのも難しくなるので、気軽には旅行できなくなります。そのため、もう1年くらいイギリスにいたいとも思っていました。

また、留学して10ヶ月くらいで英語に少し慣れてきて、もう1年いれば上達しそうだと思い、大学院を修了後、ビザを取り直して、もう一度イギリスへ行く計画を立てました。

しかし、一章でお話ししたとおり、研究者用のビザを取得することができず、断念しました。

留学して、研究には向いていないことがわかり、かといって臨床もできなかったので、取り柄もなければやりたい事もなく、この先どうやって生きていこうかと思い、目標を失って途方に暮れました。

イギリスでの留学経験を活かし、ワクワクするような事は何かとしばらく考えた結果、もう一度留学したいと思いました。

留学していたイギリスの大学には臨床を学ぶ大学院があり、アジアや中東からも留学生が来ていました。EU圏内の国の学生であれば学費は年間100万円未満でしたが、外国人となると年間800万円くらい。

アジアや中東からも学生は来ていましたが、国費での留学です。

私は自分で払わないといけないので、とてもじゃないけど無理な状況でした。

一方、アメリカへ留学した場合の学費は年間1000万円くらいで、生活費も込みで3年間で5000万円くらい必要と聞きました。家が建つような額なので、アメリカに臨床で留学している日本人は実家が裕福な歯科医院なんだろうなと思いました。

長期で行くなら距離的に近いアジアが良いと思い、シンガポールと香港が候補でした。

どちらも2度行ったことがありましたが、当時のシンガポールはマリーナベイサンズもなく、「都会だけど退屈な国」というイメージでした。

それに対して香港は日本から近く、沢木耕太郎の『深夜特急』の1巻が面白かったこともあり、香港にしようと思いました。

香港大学へのつてを探していたら、イギリスの研究室で仲良くしてくれたマレーシア人の友人が、香港大学の歯周病科の大学院に留学中ということがわかり、紹介してもらって見学に行けることになりました。

歯周病科の大学院生である女性の先生とランチに行ったら、日本好きなマレーシア人の男性を紹介してくれました。彼は非常にフレンドリーで、根管治療を専攻している大学院生で、大学病院を案内してくれました。

何科に行きたいのか聞かれたものの、私は専門分野にこだわりはなく、漠然と歯周病科かなと思っていた程度でした。すると彼が、「インプラントの教授が有名で、良い先生だよ」と教えてくれました。

私が日本で勉強していたのはむしろ歯治療に使う樹脂やセラミックだったので、インプラントについては全く知識がありませんでした。

その先生のことも知らなかったのですが、ロンドンで一緒に映画を観に行ったタイ人がインプラントの研究をしていたので、その先生について聞いてみたところ、「彼はレジェンドだ」という回答でした。

そこでインプラント科の見学をお願いしたところ、教授とお話しできました。実際に会ってみて明らかにレジェンドだったので、ここで学びたいと思うようになりました。

学費は1年で32万香港ドル、当時は円高で1ドル80円程度、香港ドルは10円でしたので、約320万円でした。

学費は年間5％以上は上がると書かれており、3年で約1000万円、生活費を含むと2000万円という試算でした。2年間節制し、週7日働いて費用を貯めました。

## 人生で初めての勉強づけの毎日

香港に到着した初日は開放感でいっぱいでしたが、翌日、教授から歯周病とインプラントの教科書を渡されて、この本の内容について3ヶ月後に口頭試問すると言われました。

本を見ると明らかに分厚く、開いてみると563ページありました。

そもそも日本ではまともに教科書を読んだこともないうえに、500ページ以上の本というと中学生の頃に読んだ司馬遼太郎の『尻啖え孫市』しか記憶がありません(『三国志』や『水滸伝』、『平家物語』などは文庫で何冊かに分かれていましたが、『尻啖え孫市』は一冊でやたら分厚かった印象があります)。

英語で563ページを読んで、理解して、口頭で説明できるようになるには何回読めばいいのだろう……と焦りました。

参考になればとシンガポール人の先輩に何回くらい読んだか聞いたところ、「1回半読んだだけ」とのこと。英語もままならない私はそれだけでは足りないと思い、その日から図書館に缶詰めになりました。

スイス人の教授の講義は、非常に論理的でわかりやすく、毎回聴き入っていました。イギリス人のようにネイティブの英語ではなく、もともとゆっくり話す先生だったので、6割くらいは理解できました。

当初は6割も理解できれば上出来だと思ったのですが、教授は無駄なことは一切言わず、全てが必要な内容だと気付きました。聞き取れなかったり理解できなかったりしたときは、アメリカ帰りの優しい香港人がとても親切に教えてくれたので助かりました。

しかし、毎回となると申し訳なくなり、かといって全て聞き取れるようにもならないので、どうしたものかと考えた結果、**レコーダーを買って講義を録音することにしました。**

これで他人に迷惑をかけることなく、家に帰ってから何度も聞き直し、理解してから次の講義を受けることができました。それを続けていくうちに、英語にも少しずつ慣れていきました。

しかし、講義の最後の質疑応答の時間に、香港人の同級生たちが教授に質問しているのを聞いて、同じ講義を聴いても私と理解度が全く違うことに気が付きました。

彼らは英語に不自由がなく講義は理解しているのは当然のことですが、それだけでなく、質問の内容が講義内容の先の先を行っており、日本の大学の同級生とは明らかにレベルが違いました。

同級生の1人や2人ではなく、ほぼ全員がそうだったので、全くレベルが違う学校に入ってしまったと思いました。

**イギリスの大学のレベルが高いのは想定内で、香港はそこまでではないだろうと高を括っていましたが、全くの見当違い**でした。

それもそのはずで、香港には医学部が2校、歯学部は1校しかないので、偏差値ではトップの人たちが医学部や歯学部に行くことになります。

東大に行った中高の同級生が、「周りが頭良すぎて辛い」と言っていたのを当時は理解できませんでしたが、そういうことかと腑に落ちました。

講義と診療が終わったら図書館に行き、その日の復習をしてから、教科書と論文を読んで内容をまとめていくのが日課。幸いなことに、香港大学は図書館が非常に充実していて助かりました。

図書館そのものが広い上に、本を閲覧する場所、自習する場所、ディスカッションする場所、飲食する場所などがあり、1日中いても飽きないほどの充実ぶりで、勉強するのにこんなに良い場所はないと思ったくらいでした。閉館後は、24時間自習できる部屋がオープンし、そこで飲食もできたので、日付が変わっても勉強していました。

ただし、設備の良い図書館はいつも混んでおり、閉館後、24時間の自習室が開く前には、いつも行列ができていました。

自習室にいるのはキャンパスの近くに住んでいる留学生が大多数。香港を足がかりに欧米など他の先進国に行ってキャリアを積みたい途上国出身の留学生の意気込みは、日本では感じられないものでした。

## 香港で苦労した食と住

イギリスの食事は不味いだけではなく高かったので、夜はスーパーで野菜と肉を買って炒め物をし、ご飯を炊いて食べていました。

朝はその残り物を食べ、昼はマクドナルド、夕方はタッパーに入れて持ってきた炒め物の残りを食べ、夜は帰って同じ物を作って食べるという栄養が偏った生活を1年続けていました。

私は何でも食べられる方だと思っていましたが、イギリスの大学の病院の地下の食堂は、ジャガイモやチキンがどうやったらこんなに不味くなるのか不思議なくらい不味くて、数回行ってやめました。

他に、キャンパス内に綺麗なカフェがありましたが、ここは高い割に味がしっくりこなくて食べた気になれず、午後の仕事が捗らなかったので、昼はマクドナルドにしました。ハンバーガーとポテトは栄養的にはよろしくないですが、味は日本と大差なく、お腹を満たすことができました。

たまに、家の近所のケバブ屋でケバブを買って食べるのが楽しみでした。

一方、香港では、美味しい中華料理が食べられると思って期待していました。実際、香港に旅行で訪れた際に食べたご飯は美味しかった記憶しかなかったのですが、香港に来て数日でそうでもないことに気付きました。

まず、大学病院の食堂は不味くて、完食できませんでした。完食できないというのは、お腹が空いているので食べ始めたものの、不味くて途中でストップしてしまう感じです。学生なので、夜は家の近所の安い食堂で麺や肉類、ご飯を注文しましたが、これも食べられませんでした。

一度、インド人とマレーシア人に誘われて大学病院の近所の安い食堂に行きましたが、そこのご飯も全然食べられず、後で日本食屋に行って食べ直しました。

日本の金銭感覚で1食500円程度（当時のレートで50香港ドル）のお店の料理は、食材の質が明らかに低く、油も悪いのか味も食感も悪く、飲み込んだら体に悪いと体が拒絶していました。

日本では吉野家でも立ち食い蕎麦でも学食でも安くて美味しいのですが、香港のお店は値段と美味しさに明確な相関関係が感じられました。ご飯はお腹を満たしてくれれば何でもいいという感覚だったのですが、安いお店の料理は飲み込めないレベルでした。

それもそのはず、500円の料理を売って利益を出すには、香港の高い家賃を考えると、食材は安いに決まっています。むしろ500円で美味しいご飯が食べられる日

**本が異常なのかもしれません。**

もちろん、それなりの値段のお店に行けば美味しいのですが、3年間は貯金が減る一方なので倹約しなければならず、1年生の頃は、夜は現地の人がやっている安めの日本食屋で食べていました。

当時は800円くらいで食べられるのはカツ丼や焼肉、うどん、味噌汁などでした。美味しいというレベルではありませんが、他のお店に比べれば全然マシでした。

診療がある平日は、外で食べる時間もないので、お昼は歯学部の中のカフェでサーモン入りのサンドイッチ（800円くらい）を食べました。

メインキャンパス（大学の本部があるキャンパス）にベジタリアンのお店ができてからは、夜はそこで食べ、それからサブウェイでサンドイッチをテイクアウトして図書館に行っていました。週末もサブウェイでサンドイッチを2〜3個買って、図書館に籠っていました。

香港の料理は野菜が少なく、油っこい料理が多く、とてもヘルシーとは思えませんでした。また、大気汚染も酷く、熾烈な競争社会で、中国本土の政治経済により景気が左右され、東京よりストレスフルに感じました。

それでも香港人の平均寿命は世界トップクラス(2023年の香港人の平均寿命は、男性82・49歳、女性は87・91歳。同年の日本人の平均寿命は、男性81・09歳、女性は87・14歳)なので、人種的に生命力が強いのかもしれません。

香港人は健康意識も高く、公園で体操やジョギングをしている人が多く、また、喫煙者は日本に比べると少なく感じました。

「食」だけでなく、「住」もかなり苦労しました。

**香港は土地が狭く人口密度が高いため、家賃相場は東京よりも高く世界トップクラスです**。

また、中国人のお金持ちが投資目的で香港の不動産を買い漁っており、それにより価格がどんどん上昇していました。

香港人にとっては迷惑極まりない状況で、給与から家賃を払うと手元にお金が残らないため、香港人で一人暮らしをしている人は少なく、結婚するまでは実家暮らしが一般的のようでした。

日本では、家賃が安い1ルームのマンションやアパートは、築年数が古く外観がパッとしなくて狭くても、室内はそれなりに小綺麗で、贅沢を言わなければ快適に暮らすことができると思います。

しかし、香港は違いました。家賃は年間で100万円以下を想定していたので、大学からのアクセスを考えて、月額8万円程度の部屋を5部屋ほど見に行きましたが、**お金を貰っても住みたくないような部屋ばかり**でした。

「本当に人が住む想定で設計したの？」というほどの狭さに加えて、建物も部屋の中も驚くほど汚く、中には窓がない部屋さえありました。

エレベーターがない物件は「Walk up building」といって家賃が安いので、そうした物件も見たのですが、夜中も車の音がうるさい通りに面しているなど、安い部屋の環境はどこもかなり劣悪でした。

とは言え、日本と同じレベルの快適な1ルームマンションは、当時の円高レートでも10数万円以上するので、何とか8万円程度で住めるところを探しました。

最初に住んだ部屋は、8軒内見した中で一番マシな部屋でした。

家賃は7500香港ドルで、当時のレートでは7万5000円くらい。築50年以上で建物は古かったのですが、部屋は改装されていて綺麗だったのです。

香港は地震が滅多に起こらないので、古くても安全性で問題はないと不動産屋に言われました。不動産屋の言っていることが本当かどうかはわかりませんが、築年数が浅いマンションに住める予算はないので、他に選択肢はありませんでした。

部屋は8畳ほどで、ベランダもあり、バスタブはありませんが、トイレとシャワーが別室になっており、これで7500ドルなら悪くないと思いました。

ちなみに、香港で住んだ3つの部屋の中で、トレイとシャワーが別だったのは最初のこの部屋だけです。その後に住んだ2つの部屋は、便器の真上にシャワーがあり、シャワー使用後は便器がびしょ濡れでした。

暑くてすぐに乾くので大きな問題はないのですが、床が滑りやすかったので、滑らないように便器に座ってシャワーを浴びていました。
最初の部屋に住んで1ヶ月くらいで、突然マンション全体で水が流れなくなってしまい、3日間トイレが使えなくなったことがありました。仕方なく近くの公園のトイレに通ってしのぎました。「香港ではよくあるの?」と同級生に聞きましたが、「ない、You are unlucky」と言われました。

また、部屋に帰ったときに、鍵を開けてもドアがほとんど開かず、部屋に入れなかったことがありました。鍵屋を呼ぶと、玄関のドアの内側に付いているドアチェーンのロックが内側からかかっているとのことで、ドアチェーンを電動ノコギリで外から削り落としていました。ドアチェーンが緩んでいて、普通にドアをバタンと閉めた拍子に、内側からロックがかかってしまったそうです。そんな事は聞いた事もありませんでした。

マンションのゴミ捨て場は各階の非常階段にありました。いつでもすぐにゴミを捨てられるという利便性は良かったのですが、そのせいか、ゴキブリによく遭遇しました。
しかも玄関のドアと床の間には少し隙間があり、そこから部屋の中にいつでも侵入されるので、防ぎようがありません。香港は高温多湿なため、夏場の夜に歩いて帰っているときは、エリアによっては10メートル毎にゴキブリがいました。家に帰ったら、便器の中でゴキブリが死んでいたこともありました。

この部屋に住み始めて数ヶ月が経ち、いつも疲れ気味で眠く、当初は単なる勉強疲れかと思っていましたが、深夜のエレベーターの音が原因だと気付きました。

築50年以上だったのでエレベーターも見るからに古そうでしたが、部屋がエレベーターの真隣で、エレベーターが止まる度に「ガシャンガシャン」と音を立てていました。たとえ深夜でも、誰かがエレベーターを使うたびに音と振動で目が覚めて眠りが浅くなっていました。部屋が広めで綺麗な割に家賃が安かったのは、エレベーターの騒音のせいだったのかもしれません。

眠りが浅くなって睡眠の質が悪くなると、集中力が続かず日中のパフォーマンスが下がり、学業に影響が出てきていたので、4ヶ月目で部屋を探すことにしました。

## 毎度悩ましい香港の引っ越し

香港で家を借りるときに礼金は必要ないのですが、日本でいう敷金のような「デポジット」が必要です。

デポジットは通常、家賃の1ヶ月分なのですが、2年契約で1年以上住まないとデポジットを返してもらえないという契約になっていました。

最初の部屋を契約した際の不動産屋に連絡したところ、マンションの設備が原因での引越しのため、デポジットの返金の交渉をしてくれると言っていましたが、結局は返ってきませんでした。

その不動産屋に紹介してもらって次に住んだ部屋は、同じくらいの家賃でしたが、築25年程度で高層階。海が見える見晴らしの良い部屋でした。

内覧に行ったときに、「人気物件で今日だけでも3人が見学に来たから、すぐに決めないと明日には契約できないよ」と言われ、早く静かな部屋に引っ越したかったのですぐに決めました。

それを友人に話したところ、「その不動産屋に1年以内に2回も仲介料を払うなんて、いいカモにされているだけだろう」と言われました。

引越し先は最初の部屋から徒歩5分ほどの場所だったのですが、洗濯機や冷蔵庫は1人で運ぶこともできず、不動産屋に引越し屋の紹介を頼んでみました。すると、500香港ドル（5000円ほど）で運んでくれる業者があるとのこと。すぐにお願いしました。

ところが、現れたのは普通のおばさん1人と台車。おばさんが冷蔵庫や机を台車に載せて運ぼうとしましたが、重くて進みません。

結局、そのおばさんと汗だくになり一緒に台車を引いて、4往復しました。まさか引越し屋が台車で来るとは思いませんでしたが、私も運動ができ、良い思い出です。

引っ越した部屋は高層階でしたが、それにも関わらずゴキブリには頻繁に遭遇しました。

エレベーターが故障して階段で23階を昇り降りしたときは汗だくになりました。また、高層階だからといって湿気からは逃げられず、カビも日常でした。

香港は湿度が高く、気づいたらマットレスにもカビが生えていました。

夏休みに1ヶ月半ほど日本に帰ったのですが、**香港の部屋に戻るとハンガーラックに吊るしていた洋服がカビだらけ**になっていました。現地の人に聞いたら、家にいなくてもエアコンや除湿器を使い続けないとカビが生えるそうです。


そうした問題はあったものの、病院から遠いこと以外は大した問題ではないと感じていました。その部屋に住み始めて10ヶ月経った頃、例の不動産屋から電話があり、「大家がその部屋に戻って来たいと言っていて、住み続けるなら2年目から家賃を10％上げると言っている」と言われました。当時、民主党から自民党に政権が変わって円安になっており、10％上がるのは残りの期間と貯蓄を考えると払えませんでした。

2年契約の契約期間中に家賃を上げられることが契約書に記載されていたかはわかりませんが、足元を見られている気がしました。


香港の4～9月は外に出るとすぐに汗だくになるような湿気と暑さでした。

家から病院までは地下鉄がなく、タクシーは料金が500円くらいだったので見つかれば利用していましたが、なかなか捕まりませんでした。帰りは20分歩いていましたが、昼間は病院で診療があるので朝は汗をかきたくなく、暑い時期の通学がストレスになっていました。

香港に来た当初は、大学のエリアと住むエリアは分けたいと思い、香港島の西のケネディタウンいうプールも公園もスーパーもあって景色もよい街に住んでしましたが、勉強に集中するためには病院の近くが便利だと思い、引っ越すことに決めました。

## お金の話が大好きな香港人

香港人は口を開けばお金の話をしています。同級生も大学病院のナースも、

「どこに住んでいるの？」

「どれくらいの広さ？」

「家賃はいくら？」

「日本の歯医者はどれくらい稼げるの？」

と根掘り葉掘り聞いてきます。

もちろん、みんながみんなとは言いませんが、初対面だろうと構わずお金のことを聞かれました。

香港の住宅事情は過酷なので、日本人留学生の懐事情に加え、どんなところに住んでいるのかに興味があるようでした。私が自分の部屋や家賃について話すと、

「That's not bad. あのエリアは昔は安かったけど、今は高くなっている、数年後に地下鉄が開通するから今後もっと高くなる」

などと、いろいろなコメントをくれます。**住んでいる部屋や家賃について聞くのは半ば挨拶のようなもの**で、慣れてしまうと嫌な気はしませんでした。

他にも、食事、服、持ち物、旅行の際の航空券やホテル代など、あらゆることについて、

「How much?」

「Oh, that's cheap.」

「Yes, it was very cost effective.」

など、四六時中お金の話をしており、鬱陶しいなと思った時期もありました。

しかし、香港人に囲まれた生活を続ける中で、いつの間にか自分も朱に染まっていました。

同期の香港人は講義や診療が終わり次第、すぐに歯科医院での仕事に向かっていました。

大学病院の6階にセミナー室と診療室があり、7階には研究室と学生用の机が割り当てられているのですが、6階でセミナーが終わった後に同期の1人から、彼の患者さんの歯型とカルテを7階の彼の机に置いておいてくれと頼まれたことがありました。それを引き受けたところ、その日以降、何度も同じことを頼まれ、便利に利用されていると感じ、「自分の物は自分で持って行け」と断りました。

「Time is money」で一分一秒も無駄にしたくないという感じで（他人を使って自分の時間を節約できれば尚良し）、これは香港生まれ香港育ちの香港人には多く、同じ香港人でも、欧米育ちの場合にはまだゆとりがある感じがしました。

**時間を無駄にしないためか、香港のエスカレーターのスピードは日本の2倍くらい**

**の速さで、日本の子供が乗ったら危ないのではないかと思いました。**

また、エレベーターのマナーも印象的でした。

日本では、エレベーターに乗って後から入って来そうな人が見えたら、「開」のボタンを押して待つのが一般的なように思います。香港では、私がエレベーターに乗ろうとした際に何度も閉められました。

これは私だから閉められたのではなく、私がエレベーター内の奥にいるときも、後から入って来そうな人が見えた際に、ドア近くの香港人が「閉める」ボタンを連打しているのを何度か見かけました。一度押せば済むのに、これでもかというくらい連打していました。早く閉めたくて仕方がないのでしょう。

他人のために自分の時間を犠牲にするのは無駄だという考えで、助け合いの精神はあまり感じられませんでした。

香港人と話していると、1日に1度は、

「Waste of money」

「Waste of time」

と言っているのを耳にします。お金と時間と効率について常に議論しており、これが香港生活で一番のカルチャーショックでした。そのため、香港人は非常に効率的に物事をこなします。

香港は人が多いのに道が狭く、歩いていて人とぶつかることもしばしばです。日本では、狭い道を歩いていて、向かいから人が来たら、お互いによけてぶつかりませんが、香港人はよけないせいか（私もよけず）、ぶつかりまくっていました。人々はお金を稼ぐのに忙しく、東京の人よりイライラしているように思えました。

競争社会のため、小学校の頃から勉強漬けで、成績のことで思い悩んだり勉強のプレッシャーに絶えられなくなって高層マンションから飛び降り自殺する学生もいるそうです。

## 3年間の留学で感じた日本との教育環境の違い

香港大学での3年間は、朝から夜中まで勉強し、中高大の12年分ほど勉強した体感でした。

大学院のカリキュラムは、3年間でインプラント治療を行うための知識と技術を習得するためのものでした。

歯周病とインプラント関係の教科書・論文を読み、治療計画の立て方を学び、配当された患者の治療計画を立て、実際に治療を行い、それについてディスカッションするという繰り返しでした。

3年生になると、テーマを与えられて教官の先生及び他の学生に対して講義をさせられました。さらに骨を再生するための研究を行い、それについての論文を書きました。

この内容自体は大学院として普通ですが、内容がギッシリ詰まっていたのに加え、先述のように英語での学習に慣れるのと、頭の作りが違う同級生についていくため、相応の勉強時間が必要でした。

人生でここまで勉強したことはなかったと思いましたが、冷静に考えると、それまで全く勉強していなかっただけかと思いました。

日本では、大学に入ってからはほとんど勉強せず、むしろ、いかに勉強せずに試験をパスするかが美学という雰囲気があったように思います。

私が行った日本の大学院も、自由で拘束されることはなく、最低限やっていればお咎めなしでした。

これは卒業のための要件が違うので当然かもしれません。日本の大学は試験に落ちさえしなければ卒業でき、大学院は論文がアクセプトされれば中身はともあれＯＫでした。

一方、香港大学の大学院では、学生は1学年に多くても5名で、リクワイアメント（要求される事項）が多く、それをこなさないと卒業できないので、勉強せざるを得ない環境でした。

私は怠け者で、こういう環境に身を置かなければゴロゴロ寝て過ごしてしまうので、集中して勉強でき良い経験になりました。

また、**香港大学の歯学部の学生は2年生から患者の診療をしていますが、日本は6**

年のうち約5年は座学で、5～6年生になってようやく患者と接する臨床実習があります。私が行った大阪大学の臨床実習はほとんど見学のみでした。

香港では大学を卒業する時点で一通り治療はできるようになっていますが、日本では研修医になってから初めて歯を削ったという話もよく聞きます。

どちらが良いかはわかりませんが、総じて、香港の学生の方が目的意識が高く、よく勉強していると思います。

一方、日本の学生と比べて香港の学生は無駄な遊びをしていないせいか、遊び心が少ないようには思いました。

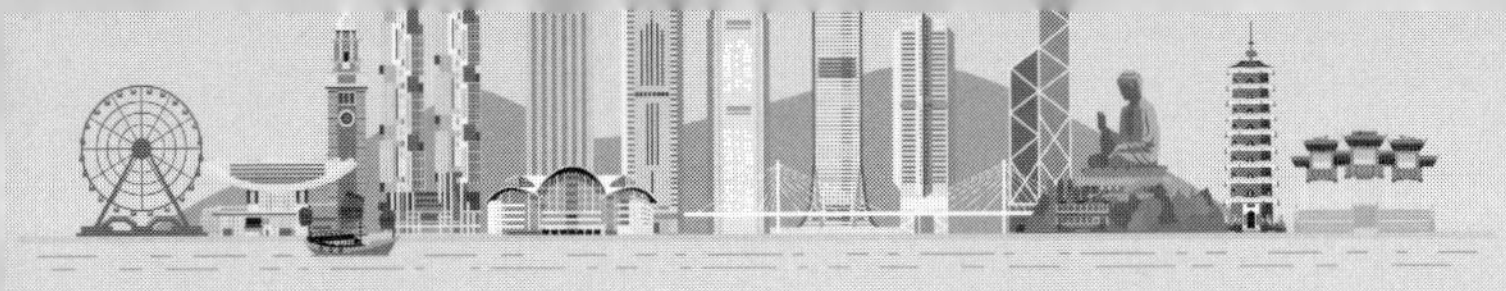
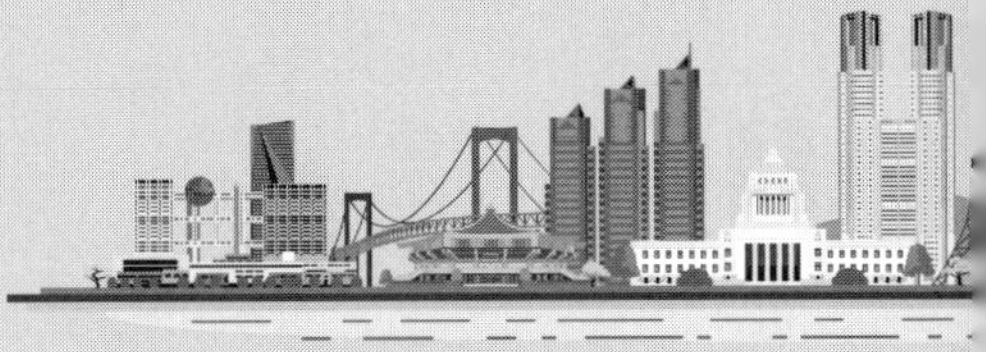
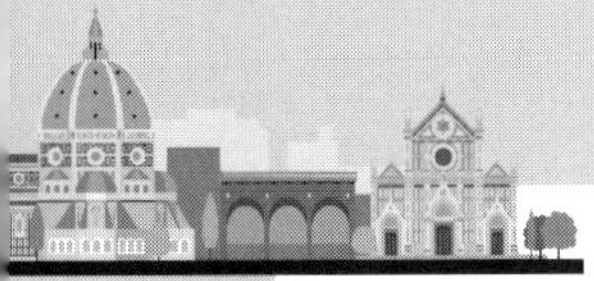

第三章

# 日本と海外の「違い」～歯科事情について～

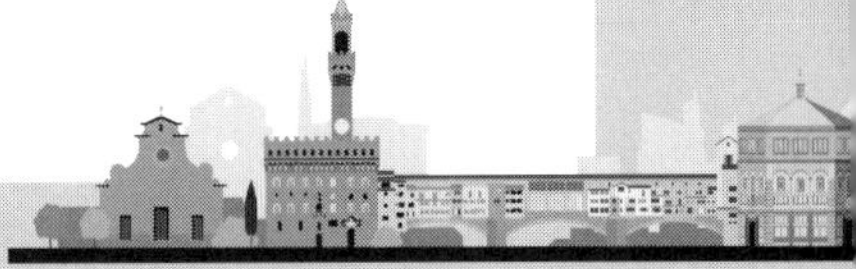
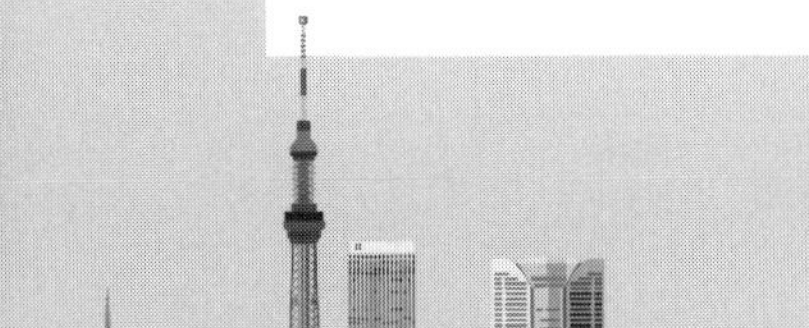
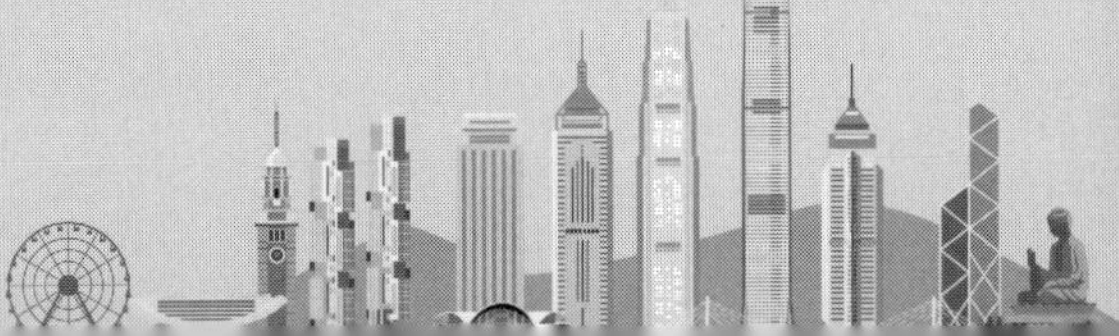

## 日本は歯科医師になりやすい

この章では、これまでイギリスや香港の海外経験で学んだり感じたりした、日本と海外の歯科事情の違いについてお話します。

「日本の歯科医院の数はコンビニより多い」と言われる昨今ですが、事実、世界と比べると、日本の歯科医師の数は非常に多くなっています。**日本には歯学部・歯科大学が29校**も存在します。大学の数が多いこともあり、定員割れもトピックになるほどです。一方、**香港では香港大学が歯学部を持つ唯一の大学**です。

また、**日本は歯科医師の数が約10万人なのに対し、香港は3000人弱**。人口差を考慮しても、日本の歯科医師が圧倒的に多いのは明白です。

日本は歯学部の数が多い分、歯科医師になりやすい状況です。

「歯科医になること」が目的であれば、倍率が低い大学に出願し、入学したら留年しないように単位を取得し、国家試験に合格すれば免許を取得できます。

歯科医師としての技術や、開業医としての経営力は、大学卒業後に個人で勉強して身に付けるものなので、偏差値の高い大学を出る必要はないでしょう。日本は歯科医師になるには門戸が広い環境と言えます。

そのため、歯科医師の数は過剰と言えるほど。人数が多いため、技量や知識のレベルの差が問題視されることがあります。


これは私個人の経験則ですが、海外の歯学部生あるいは歯科医師と話した際に、自分の知識量は圧倒的に劣っていると感じました。

特に、私がお世話になったスイスやイギリスの先生たちは、専門外のことに関しても詳しく、歯科医師という以前に医療人としての土台となる基礎がしっかりしているように思いました。

そもそもの地頭が良いのに加えて、学生時代の教育がしっかりしているのだろうと思います。


最低限の知識しかない私は、留学したばかりの頃は周回遅れでスタートしているように感じました。

これは私が学生時代に勉強しなかったことが要因なのはもちろんですが、テストに受かりさえすれば進級、卒業できる教育システムと、学生時代の目的意識の低さが一因かと思われます。

そもそも歯学部に行くのは医学部に行けなかった人が多く、歯医者になるのが夢だったという熱い話もあまり聞かないので、目的意識が低いのは仕方ないのかもしれません。


大学時代に、同学年で真面目に講義を受けていたのは全体の2割~3割で、大半は寝るかサボるか漫画を読んでいました。実習は出ないと単位がもらえないのでみんな出ていましたが、講義を聴いていないので意味もわからずやって、そのまま試験だけ受かって臨床実習に出て国家試験に合格しても、何もできないひよこちゃんでした。

香港大学の歯学部生と比べると、卒業時点での歯科医師としての実力や目的意識の差は明らかです。


香港では歯学部が1つしかないため、いわゆる「超秀才」しか入学することができない狭き門です。

香港の人口は約750万人と日本より少ないですが、それでも人口あたりの歯科医師数は香港の方が圧倒的に少なく、歯科医師という職業そのものの希少価値があり、収入や社会的地位は日本より高くなっています。

香港の歯科医師のほとんどは香港大学を卒業しており、香港大学が日本でいう東大で、そのせいか、香港の歯科医師からは余裕を感じました。

**イギリスも香港と同様で、歯学部に入学するのは非常に難しく、歯科医師であるというだけでステータス**のようです。日本では歯科医院はコンビニより多く、交差点の四つ角のうち3箇所に歯科医院がある場所もあります。

## 日本の歯科医院経営は過当競争だが、悪いことばかりではない

日本は歯科医師の人数が多いため、「歯科医師が多い」＝「競合が多い」ということになります。歯科医師になったからといってお金が稼げるとは限りません。

ただし日本では、駅前やショッピングセンターの中で開業すれば、歯科医師の腕とは関係なく、ロケーションだけで人が集まります。

患者さんが歯科医院を選ぶ際に、もっとも重要視しているのは「立地」だというデータがあるくらいです。

つまり、**良い立地で開業できれば集患にはさほど苦労しないと言われています**。また、ほとんどの歯科医院には歯科衛生士が在籍しており、歯のクリーニングを行いますので、歯科医師はそれ以外の治療に集中でき、歯科衛生士が売上を上げてくれます。

香港では歯科医師は希少で、収入や社会的地位は高いですが、経営の観点では日本と異なります。

日本と違って保険診療はなく自費診療のみなので、治療費がクリニックによって異なり、基本的に高額です。

開業する側としては、場所によって患者層や医院の家賃が異なりますので、必要な利益を確保するため、まずは治療費を決める必要があります。

開業する場所は都市部なのか郊外の住宅街なのか、患者の層は富裕層なのか一般市民なのか、あるいは駐在員などの外国人なのか、それに応じて治療費を設定します。

香港で私が住んでいた住宅街で、同級生が開業しており、診療台は1つ、設備は最低限の医院で、治療費はリーズナブルでした。その斜め向かいに、大学で教えてくれていた専門医の先生が開業しており、その医院は外から見ても綺麗で、治療費は高額でした。同級生に「どっちの医院が流行っているの？」と聞いたら、そもそもターゲットが違う、とのことでした。同じエリアでも、リーズナブルな治療費で集客して数をこなすか、患者は少なくても高級路線でいくかで、経営戦略が違うようでした。

ただし、高級路線で患者数も多ければ、必然的に売上も利益も高くなります。日本ではほとんどの医院が保険診療が中心で、治療費は国が低く設定していますので、患者数が同じなら当然治療費が高い香港の方が売上も利益も上がります。

その一方で香港は家賃が高く、医院の広さも限られるため、勤務医や歯科衛生士を雇用できる医院は少なく、開業した歯科医師が一人で全ての患者を診なければならないケースが多いようです。

香港はそもそも歯科衛生士の数も少なく、大手のチェーン店であれば歯科衛生士を雇用していますが、普通の歯科医院では歯科衛生士がいないのが基本です。つまり、歯のクリーニングや歯石除去も歯科医師が行います。日本のように、そうした処置を歯科衛生士に任せることができません。その分、院長にかかる肉体的な負担は日本より大きくなります。

一方、日本の歯科医院には歯科衛生士がいて、歯磨き指導や予防処置をしてくれます。歯科医師が治療に専念できるのはありがたいことです。

集患に関して、香港では、医院の広告を出すことが禁止されているため、自然検索でサイトを見て訪れた患者か、紹介患者に限られます。

そのため、開業して最初の2年程度は、新患の数が少ないために紹介患者も少なく、ある程度の固定患者がつくまでは経営が大変だと聞きます。

また、お金儲けに傾倒して倫理観のない治療をしている歯医者が香港では少なくありません。まだまだ使える歯を抜いてインプラントを入れるといったケースに実際に遭遇しました。友人の歯科医からも同様の話をよく聞きます。

これは患者の立場としては恐ろしい話です。国でトップレベルの大学を卒業した超優秀な歯科医師が金儲けに全振りし、言葉巧みに本来不要な治療を勧めてきたら、何も知らない患者は歯科医師の言う通りにしてしまうかもしれません。

患者としてはそんな目には遭いたくないため、歯科医院を探す際には、治療費もさることながら、歯科医師の人間性や治療方針など、どこの医院が良いかを判断しなければなりません。

とはいえ判断が難しいため、知り合いからの口コミを参考にすることが多いそうです。そのため、開業してまともな治療をしていたとしても、受診した患者がまともであると認識してくれ、そこからさらに患者を紹介してくれるまでは時間がかかるようです。

一方、日本でも、香港と同様に歯科医の技術や人間性に差はありますが、患者として保険診療を受ける場合、治療費は安いので大きくぼったくられる事はありません。自由診療は信用できると思った先生のもとで受ければ良いので、**医療を受ける側としては、日本はやはり恵まれている**と思いました。

患者に関しては、私は香港で大学病院の患者しか診ていませんが、度を超えた自己中な患者やクレーマーがいて大変でした。騒ぎ立てれば自分の主張が通ると計算して理不尽な事を言う患者や、大学病院でそもそも治療費は材料代（原価）のみとわかっていて高いと言う患者など、対処が大変でした（もちろん、そうでない患者もたくさんいました）。

それに比べると、日本人は全体的に良識がありコミュニケーションが取りやすいと思いました（日本人同士なので当然かもしれませんが）。

## 教育システムの違いと研究に対する意識の差

同じ博士課程でも、香港やイギリスの大学院生の研究は、日本の大学院生の研究より、レベルが高いと感じました。

私が通っていた日本の大学院では、外来で診療をし、学部生に対する教育も行い、バイトにも行き、研究もする……という生活で、恐らく臨床系の大学院はおおよそこんな感じです。研究以外の業務が多く、研究に専念できないのも一因だと思います。

また、大学側も大学院生は外来や教育などの業務を担ってくれる労働力として捉えており、ただただ研究をして論文を書く香港やイギリスの大学院生とは、そもそも在り方が異なります。

私は先述のように学部時代に臨床の経験がほとんどなく、自分の臨床のレベルをどうにかしたかったためにアルバイトに精を出し、研究は二の次でした。卒業のための要件はイギリスや香港の大学院と比べると失礼なくらい緩かったですが、それでも論文に四苦八苦している学生が多かったです。

周りを見ても、研究に注力している人は少なく、私と同じような過ごし方がスタンダードだったと思います。

一方、イギリスの大学院（博士課程）では、大学院生は数百ページ以上の辞書くらいの厚みの論文を書いていました。もちろん、長ければ良いわけではありませんが、それを書くための文献の調査量や、研究に費やした時間と労力は私のような日本の大学院生の比ではありません。

日本の博士課程を修了したイギリス人の博士論文が70ページ程度で、それを見たイギリスの大学院生は、「Are you joking?」と驚いていました。そもそも、イギリスでは大学院生は研究室から給料が出る選ばれた優秀な学生ばかりで、修士を修了してから博士課程に進んでいる学生も多かったです。

イギリスでは博士号の社会的価値が高く、先述しましたように、生体材料の分野で博士号を取った人が、研究内容とは関係のない銀行から初任給1000万円以上のオファーを受けていました。

イギリスでは博士号を取得していると、IQが高く、論理的な思考能力が備わっていると捉えてもらえるようです。

大げさかもしれませんが、海外ではPhD（博士）というとひれ伏すようなイメージのようで、日本で博士号を取ってから海外の大学に行くと「すごい奴が来た」と言われますが、中身はないため戸惑いました。

日本では、希望すれば高い確率で大学院に入学でき、普通に通って指導教官や先輩に言われた通りに研究を行っていれば、博士号を取ることはできると思います。

一方、イギリスでは、選ばれた優秀な学生が4〜5年間、研究に専念し、博士論文および研究の成果発表が外部機関の審査に通って初めて学位が授与されます。

このように教育システムに大きな違いはありますが、実際にイギリスで周りの大学院生の研究や発表を見て、こんな世界ではやっていけないと思い、研究の道には進まない決断をしました。

## 海外は、博士になりたい歯科医が少ない

前述の通り、日本の歯学部には、修士課程が存在しません。大学を卒業して大学院に行く場合、自分の興味のある分野の博士課程に進みます。

それしか選択肢がないので、「修士」や「博士」について深く考えることはなく、就職せずに大学院に行くという程度の認識だと思います。

ちなみに、私が卒業した大阪大学では半数近くが大学院に進学しました。

大学院修了後は、「大学に残る」「開業医になる」「病院勤務で働く」と選択肢は限

られています。そして、大学院在学中に卒後の進路を決める人が多いのではないかと思います。

イギリスや香港では、歯学部を卒業して大学院に進む場合は、まず修士課程に進むのが一般的です。

歯学部の修士課程は、主に臨床を学ぶのが目的で、専門分野に特化した臨床の理論を学び、それを基に教官の指導の下で患者さんの治療を行い、知識と技術を習得します（研究のみの修士課程もありますが、人気はありませんでした）。

また、専門分野に関する研究を行い、修士論文を書き、最終試験は自分が治療した患者さんの症例報告と研究成果の発表を外部の大学の審査員の先生に対して行い、合格すれば大学院修了となります。

修士課程修了後は、研究の道に進みたい人か、今後のキャリアのために博士号が必要な人が博士課程に進みます。

博士課程は研究を行うのが目的であるため、臨床をすることはほぼありません。

研究内容に関連している臨床を行うケースもありますが、あくまで研究のためです。そのため、博士課程に進学する人は、研究をする覚悟を決めています。

イギリスでも香港でも、例えば口腔外科の専門医や歯周病の専門医など、歯科医師の中でも特化した専門医になるには、ステップを踏む必要があります。

修士課程を修了したあと、専門医になるための決められた課程があり、それをすべてクリアして試験に合格すれば、最終的に専門医になることができます。

専門医になると、その国のDental Council（歯科を統括する機関）に登録され、患者に対して専門性がアピールできます。また、一般の歯科医師から、専門性の高い治療が必要な患者を紹介してもらえます。

そして、専門医による治療費は、一般の歯科医師に比べて高く設定が可能です。ただし、専門医になるには相応の年数と学費及び忍耐が必要なため、目指す人は多くはありません。また、博士号は必要ありません。

収入面では、研究者になるよりも開業するほうが圧倒的に良いため、博士過程に進学する人は希少です。

香港では博士課程は学費が安く年間60万円程度で、月に1万3000香港ドル（当時のレートで15万円程度）の給与が出ていました。

そのため、中国人、インド人、スリランカ人など発展途上国出身の歯科医師がステップアップのために留学し、博士課程で研究をしていました。

その一方、香港人で博士課程に進むのは1学年に1人いるかいないかで、私が在学していた時期には、博士課程に香港人の歯科医師は1人もいませんでした。

イギリスの大学院でも、博士課程にいるのはタイ人、マレーシア人、インド人などの外国人の歯科医師でした。もしくは、歯科医師ではないヨーロッパの人。イギリス人の歯科医師は1人もいませんでした。

**イギリスや香港では、博士課程は人生の4～5年を研究に捧げる壮大なプロジェクトであるため、大学の教官になりたい、教授になりたいという明確な目標がなければ進学する必要がありません。**

すでに修士課程で研究して論文を書いており、その延長線上で博士課程に進学するパターンがほとんどです。

また、お金を選ばず研究を選ぶような歯科医師なので、私のような歯学部を卒業したての学生が軽い気持ちで進学する日本の大学院と比べると、学生の質や研究のレベルが異なるのは仕方がありません。

**同じ博士号でも、取得するための要件、学位の捉え方や価値も国によって大きく異なることを感じました。**

## 実践的な香港の歯学部教育と対照的な日本の教育

日本と香港の歯学部での教育は大きく異なります。日本の歯学部の教育は、座学と模型実習が多いのですが、香港では模型実習や実際の患者さんの治療が大半を占めています。

私が卒業した日本の大学では、最初の1年半は一般教養の授業がメインで、歯科に関係のない内容でした。

2年生の後半になってから、解剖学や生理学、生化学、病理学、薬理学、歯科理工学などの基礎科目の講義と実習がありました。

4年生になってようやく、むし歯、歯周病、補綴(入れ歯や被せ物)、口腔外科、放射線、矯正といった内容の講義と実習が始まり、5年生の秋口まで続きました。

そして、5年生の冬になってやっと病院での実習が始まります。

一般教養科目→基礎科目→臨床科目と、学年が上がるにつれてより臨床的な内容になり、講義を受けて知識を習得しつつ模型実習を行い、それから臨床の現場に出ます。ただし、模型実習はマネキンでむし歯を削って詰めてみるといった最低限のもので、それ自体は当然必要な内容ですが、実習したからといって現場ですぐにむし歯治療ができるかといったら全くそんな事はなく、治療に使う器具や材料と治療手順について学ぶ程度でした。

5年生の後半から1年間の病院実習では患者を配当されるのですが、指導教官の先生が治療するのを横で見学するのがほとんどでした。

実際に患者の口の中を触らせてもらうことはほとんどなく、卒業までの間でむし歯を1本削らせていただいただけです。

いろいろ見学できたのは良かったですが、**卒業して歯科医師免許を取得した時点ではほぼ何もできず、卒後の勤務先あるいは研修先で実践を積んで少しずつ技術を身につけていくのが日本の実情**だと思います。

香港では、このような日本の座学・見学中心のカリキュラムとは大きく異なります。最初の1年間は座学ですが、2年生で歯を削る実習が始まり、患者さんを配当され、指導教官のもとで簡単なむし歯や歯周病の治療を始めます。

3年生になると、むし歯や歯周病以外にも、抜歯、根管治療、ブリッジ、入れ歯などの治療を行い、6年生で卒業するまでに必要な症例数をこなします。

日本では、大切な歯の治療をしにわざわざ大学病院まで行って、歯科医師免許を持っていない学生に治療されたいと思う人は少ないでしょう。学生の実験台になり、大学での教育に貢献するのは素晴らしい事ですが、学生が治療すると時間がかかる上にやり直しもあるので、忙しい現代人にメリットはほとんどないように思います。

一方、香港では、学生に治療してもらいたい患者はたくさんいます。学生が患者を診療する場合は、教育目的のため、治療費がかからないからです。被せ物などの材料代のみ必要な場合もありますが、開業医での治療費に比べるとタダ同然です。

さらに、治療の際は必ず指導教官がつき、一人の予約のために2～3時間を確保しています。

指導教官がしっかり横で監督しながら学生が治療を行うので、時間はかかっても施術が失敗する可能性は低く、丁寧に対応してもらえます。

また、開業医を受診する場合と比較すると、必要のない治療をされてぼったくられる心配はなく、大学病院は安心感があります。

開業医は治療費が高額なので、治療費がかからないのであれば学生に診られて時間がかかっても良いという患者さんは多く、朝は8時から病院の入口に行列ができます。

病院側はその日に新患として受け入れられる人数に限りがあるため、先着順で患者にチケットを配ります。そのチケットを手にした患者が予診室で診察を受け、教育目的に適うと判断した場合に、学生あるいは大学院生の診療科に配当されます。ですので、せっかく朝早くから並んでチケットを手に入れても予診で断られることもあるのですが、後日、また並んで予診で別の先生が診て、受け入れられることもあるそうです。
しかし、受け入れられたからといって、すぐに診てもらえるとは限らず、学生が新患を診る時間ができるまで数ヶ月以上、待つこともあります。そうまでして大学病院に来るというのは、開業医の治療費が高額なためです。

一方、日本では、保険治療の費用は教授が診ても学生が診ても変わりません。そのため、学生に診てもらうメリットがありません。

私の学生の頃より前の時代では「学生の練習台になってもいい」という患者はそれなりにいたと聞きますが、今となっては少数です。
また、過去に学生が治療して事故が起こったケースもあり、学生が治療するのがいっそう難しい状況になっています。

**香港の歯学部では卒業するまでに一通りの治療を経験できる**ので、基本的な知識や技術は身についています。そのため、実務経験がほとんど積めない日本の学生とは卒業時点で大きな差がついてしまいます。

ただし、卒後に研鑽を積むことで知識や技術のキャッチアップはできるので、必ずしも卒前教育が日本の歯科医師全体のレベルに影響するという訳ではないと思います。

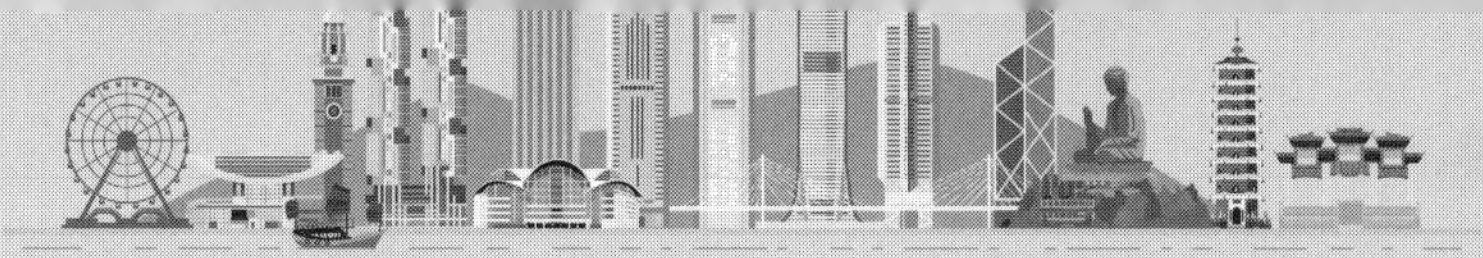
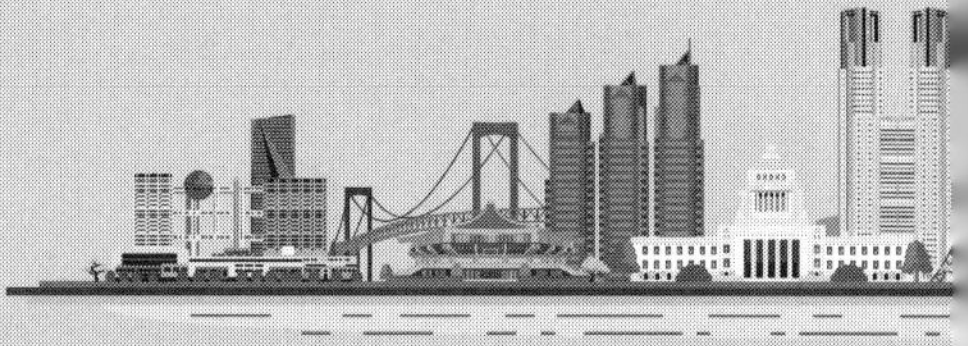
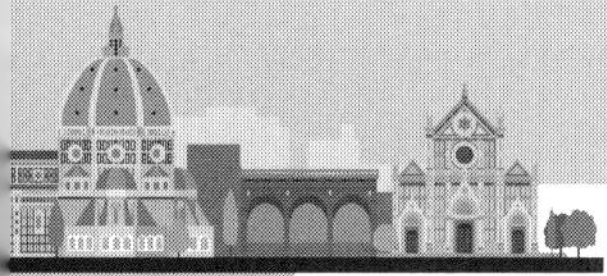

第四章

# 日本の歯科医療の問題と対策

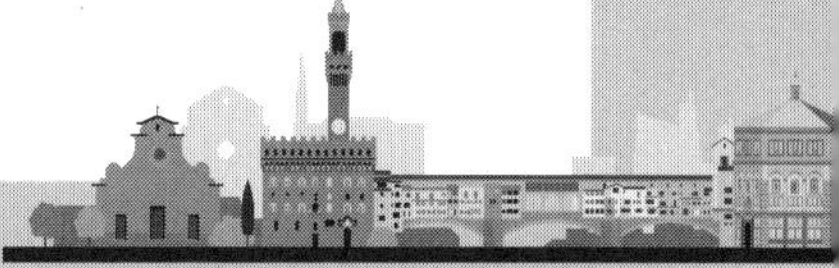
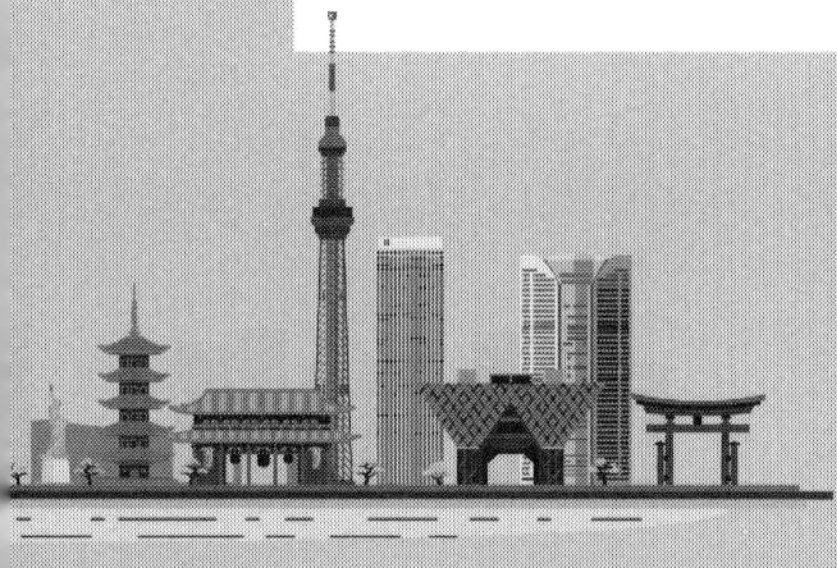
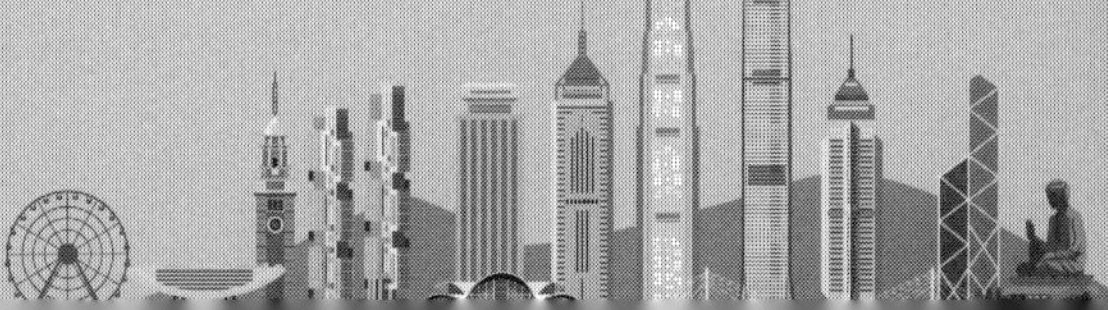

## 保険診療が当たり前なのは日本だけ

それでは、この章からは日本の歯科医療について話していこうと思います。まずは「保険制度」についてです。

私たちが日ごろ当たり前だと思っていることが、海外では珍しいケースだったり、その逆だったりする場合もあります。「歯医者さんに行く」という状況をリアルに想像しながら、日本の歯科診療の現状について少し考えていただけたら嬉しく思います。

日本では、歯のクリーニングや治療をしに行くとき、必ず「保険証」を持って行くと思います。それは、保険適用の治療を受けるためです。

日本における歯科治療には「保険診療」と「自費診療」がありますが、このうち「保険診療」は、健康保険に加入している人が、保険医療機関で受ける「公的医療制度の対象となる診療」のことを指します。

どの地域、どの病院であっても、同じ内容の診療を同じ費用で受けられるのが大きな特徴です。

治療や投薬を受け、それに対する国が定めた診療報酬の1割~3割を、患者は自己負担分として窓口で支払うという制度です。

日本ではこの保険診療が当たり前で、自費診療について知らない、あるいは自費診療という言葉を聞くだけで敬遠する人も多くいます。

これは、そもそも保険診療と自費診療の違いについて知られていない、ということに起因しているかもしれません。

実はこの状況は、世界から見るとかなり珍しいものです。

**海外では基本的に、歯科治療は自費診療で行うことが一般的**で、日本のような保険診療という概念がありません。

日本で行う保険診療の内容を海外で受けると、治療費が比較にならないほど高額になることが多々あります。

海外在住の日本人が現地で歯科治療を受けると自費診療となるため、敬遠してしまうのも無理はありません。そこに言葉の壁が加わるので、不安も増大します。

高額でも良い治療が受けられる「自費診療」と、海外に比べ圧倒的に安い治療費でそれなりの治療を受けられる「保険診療」という**2つの選択肢から選べる日本の患者さんは、「選択できる」という点において非常に恵まれている**と思います。

これについては、選択できるのが当たり前になっている日本で生まれ育つと、なかなか気づけないポイントかと思います。

例えば、歯がなくなってしまったある患者さんの最善の治療法がインプラントだとします。

しかし、インプラントが医学的に良い治療方法だったとしても、自費診療になるため、患者さんが希望されないことが多々あります。

すると結局、保険でブリッジまたは義歯を作製することになり、近い将来に、ブリッジまたは義歯の支えとなっている歯に問題が起こり、再治療が必要になるという悪循環に陥ることがあります。

治療の選択肢として、保険診療とともに自費診療を提案すると、「歯医者が儲かるようにセールスをされた」と思う方も少なくないでしょう。

日本では、保険診療の治療費が患者さんにとっての歯科にかかる費用のベースとなっており、自費診療の治療費は桁が増えるため、保険診療を希望される患者さんが多いのは無理もありません。

自費診療を希望しない患者さんが多いと、歯科医師は保険診療でできることしか行わず（行えず）、自費診療を行う機会が減っていきます。

歯科の保険診療は最善の治療ではなく、「必要最低限」の治療と言われています。そんな保険診療の比重が大きいと、最善または最新の治療を行う機会が少なく、歯科医師の治療技術が向上しにくくなります。

これは、日本の歯科のレベル全体に関わってくる課題です。保険診療が受けられる状況は非常にありがたいのですが、それによる弊害も大きいと思われます。

## 保険診療が引き起こす闇

保険診療では、国が定めた医療費の7〜9割を国が負担してくれます。同じ治療を海外で受ける場合と比べて、そもそも国が定める医療費が低いだけでなく、患者の自己負担分はその1〜3割で済むので、治療費は非常に低く抑えられます。

一方で、自費診療は高額ですが、海外で歯科治療を受ける場合と同等の治療費がかかります。

**「なぜ高くなるのか」という理由はシンプルで、「良いもの」には「それなり」の価値があるから**です。

例えば、歯の型取りをして詰め物や被せ物を作る場合、保険診療では銀歯やプラスチックを使用します。その銀歯やプラスチックは、歯科医師が歯科技工士に費用を払って作製を依頼します。

歯科技工士とは、歯科医師の指示に従って、入れ歯や歯の被せ物、詰め物、矯正装置などの作製や加工、修理を行う専門家です。

保険適用の治療の場合、国が定める診療報酬（保険診療に対して医療機関が受け取る報酬）がそもそも少なく、歯科医院が歯科技工士に外注する技工料（詰め物などの作製にかかる費用）は、その少ない診療報酬よりさらに少額になります。

具体例を挙げますと、インレーと呼ばれる小さい銀の詰め物の技工料は1000円〜2000円です。

1時間かけて丁寧に銀歯を1つ作ると赤字になり、採算が合いません。そのため、単価が低い仕事をする場合は短時間で量産せざるを得ません。

その結果、品質が下がり、適合の良くない詰め物ができます。つまり、銀歯と歯との境目に隙間や段差があり、ピッタリしていない状態です。

このような適合の悪い詰め物をつけると再び虫歯になり、再治療でまた歯を削り、これを繰り返すといつか抜歯せざるをえなくなります。インレーにはプラスチックを使ったタイプもありますが、プラスチックは劣化しやすく割れやすいという弱点があり、割れてしまっても再治療が必要です。

香港やオーストラリアの歯科医の友人に、「日本人の患者は適合の悪い銀歯がたくさんが入っていて、根管治療がひどい」と言われました。

**日本は電化製品や車などのクオリティは高いからこそ、日本人の患者の口の中を診てみると、日本の歯科治療はクオリティが低いと思われてしまう**ようです。

もちろん、ピッタリしている銀歯もあり、根管治療がうまくいっているケースもあります。しかし、全体的にはクオリティが低い印象を持たれても無理もないと思います。

海外の歯科医に事情を説明するため、「日本では歯科は保険診療がメインで、保険診療の診療報酬がこれくらいで…」と言うと、「え？　冗談でしょ？」と言われます。診療報酬が低過ぎることに驚かれるのです。

つまり、**保険診療は診療報酬が低く設定されているため、一番良い材料を使って最良の方法で時間をかけて丁寧に治療することはできない仕組み**になっています。

一方で、自費診療の費用に関しては海外で治療を受けるのと同等の費用がかかります。

治療費はそれなりにかかりますが、その分、歯科技工士に相応の技工料を払えるので、時間をかけて丁寧に仕上げることができ、精密で歯にピッタリ合う適合の良い詰め物を作製してくれます。また、セラミックやゴールドなど劣化しにくくむし歯になりにくい良い材料が使用できます。

**歯科医療従事者は、自分の口の中には保険適用の詰め物を入れず、保険外のセラミックやゴールドを入れるケースがほとんどです。**それは、少々費用がかかっても精度が高く良い詰め物を入れ、再治療のリスクを減らし、歯の寿命を縮めないようにするためです。

## 根管治療のレベルが低下する理由

もう少しだけ保険診療についてのお話をしましょう。

「根管治療」と呼ばれる、いわゆる歯の神経の治療がありますが、根管治療の保険診療報酬は他の治療に比べても非常に低いのです。

根管とは、歯の根の中にある管のことです。

根管治療では、根管の中の汚れを取り、その後にキレイになった根管の中に材料を緊密に詰める「根管充填」を行います。それは、後から細菌が繁殖しないようにするためです。

根管の中の汚れを取ると同時に、根管充填をしやすいように根管の側壁を削る「根管拡大形成」を行うのですが、奥歯には根管が3～4つあり、根管が細い場合や曲がっている場合はこの作業が難しく、時間がかかります。

一度の来院に対して、この根管拡大形成に対する診療報酬は、再診料と合わせても1000円ほど。患者さんの負担は300円ほどです。

この作業は、1時間では終わらないことが多々ありますが、仮に1時間で終わった場合でも、診療報酬は東京都の最低時給以下です。

実際には、治療のための器具や薬剤の費用、アシスタントの人件費などがかかりますので、赤字になってしまいます。

そもそも、根管治療は通常のむし歯治療と比べて難易度が高く、歯科医師の技量次第で結果が大きく左右されます。

日本の根管治療の成功率は50％程度という報告もあり、アメリカの90％とは大きな差があります。

また、再根管治療（過去の根管治療が失敗した後の2度目、3度目の根管治療）の場合は、さらに難易度が上がります。

香港では、再根管治療は一般の歯科医師は治療をせず、根管治療の専門医に治療を依頼することが多いようです。

根管治療は、抜歯を回避して歯を保存するための大切な治療ですが、そもそも難しい治療で、治療に必要な設備や材料などの費用がかかるため、海外では、治療費が5万～30万円かかります。

日本でも根管治療の専門医が治療をする場合は10万～20万円かかりますが、これは時間をかけて最善の治療をするには妥当な費用と思われます。

保険診療では先述のように診療報酬が低く、100円均一の商品を製造するのに100円以上のコストがかかっているような状態と同様です。

保険制度による制約が多く、きちんと丁寧に治療したいという気持ちはあっても、実際には難しいのが現状です。その結果、日本の根管治療の平均レベルは低下しています。


根管治療では、ラバーダムという薄いゴムのマスクを装着し、治療中の歯を隔離して、根管に細菌や唾液が入ることによる感染を防ぎます。

ラバーダムを装着して治療を行った場合と、装着せずに治療を行った場合で、成功率が異なるという報告があります。


当然、大学ではラバーダムの使い方を習います。

また、根管治療を専門にしている先生はラバーダムを使用するのは当たり前で、ラバーダムを使用しない根管治療は根管治療ではないとさえ言います。

しかし実際のところ、日本の開業医では使用率が低いのが現状です。

私が大学を卒業した頃は、開業医でラバーダムを使用しているのを見たことはほとんどありませんでした。

たまにラバーダムを使用しようとすると、アシスタントの方が、「え? ラバーダム使うんですか?」と慌てる感じでした。

勤務医をしていたときに、「唾液が入らないようにゴムのマスクをします」と患者さんに伝えたところ、「前の歯医者でそんなことしていません!」と言われたこともあります。

最近ではラバーダムを使用する医院も増えていますが、10年前は非常に少なかったように思います。


海外では、基本的にはラバーダムを使っていると思いますが、スリランカ人の歯科医に聞いたところ、「治療費が安い医院では使っていない」とのことでした。

患者さんの立場では、歯科医の経営事情なんて関係ないと思われるかもしれませんが、これが日本の歯科の古くからの慣習と言いますか、実情です。

私自身、疲れたり体調を崩したりした際に痛む歯があり、根管治療が必要です。大切な奥歯を残すために、根管治療の専門医に自由診療で診ていただく予定です。

**健康のために最善の治療を受けたいと考えると、日本の歯科の保険診療の範囲では難しいと言わざるをえないのが現状**です。

## 日本の歯科医療の目指す方向

日本では、「国民皆保険制度」という、国民の医療費の負担を軽減し、誰もが必要な医療を少ない費用負担で受けられるようにした公的医療保険に私たちは加入しています。

もし、病気や怪我をして治療が急に必要になった場合でも、この制度によっていつでも医療サービスが受けられる状況を維持できるようになっているのです。

さまざまな分野で、「予防医学」という考え方が広がってきています。歯科も、むし歯や歯周病などの病気を防ぎ、歯の健康を保つことを大切に考える予防医学が浸透しています。

一方で、病気や怪我をしてから治療を受けるのがまだまだ一般的です。予防という観点から定期検診のために歯科医院に通院する人は多くはないでしょう。これは日本ならではの顕著な特徴です。

歯科では、むし歯や歯周病がかなり進行してしまった状態で来院される患者さんがいらっしゃいます。

保険適用の治療を行えば、高額な医療費を支払うことなく治療を受けることはできますが、個々の患者さんの状況に応じたベストな治療が施され、治療後、長期に渡って良い状態を維持できるとは限りません。

私は、**歯に限らず、「予防」がもっとも大切**だと考えています。

なぜなら、病気になってから治療するよりも、病気にならないために予防するほうが、コストも時間も労力もはるかに抑えることができるからです。

予防のために定期検診を受けている中で病気が見つかったら、軽症の状態で早期に治療を行うことができ、短期間で費用も少なく済みます。

また、病気が小さいうちに治療を行うほど、体への影響も少なくて済みます。

一方、重症化してからの治療は、治療の難易度が高くなるだけではなく、費用も時間もかかります。

特に病気（むし歯や歯周病など）が進行している状態であれば、1本の歯であっても治療期間はかかり、場合によっては治すことができない、つまり抜歯をせざるを得ないということもあり得ます。

人間の歯は通常28～32本ありますが、例えば10本以上の歯が重度のむし歯や歯周病で抜歯せずに治療を行う場合、半年～1年、場合によってはそれ以上の期間がかかります。

残念ながら、時間をかけて頑張って通院して治療をしたとしても、重度のむし歯や歯周病だった歯が生えたての健康な状態に戻るわけではなく、一度は治療して持ちこたえたとしても、再発して抜歯になることもあります。

ですので、むし歯や歯周病が進行してしまった状態で治療をする場合、コスト、労力、時間をかけたとしても、再治療のリスクはありますので、定期的に検診を行い、再び悪化しないようにメンテナンスを行います。メンテナンスをしていても、病気が再発することはあります。こう考えると、やはり病気にならないことが最善です。

現在、国が「国民皆歯科健診」の導入を検討しています。

歯科健診は、1歳半～3歳までの幼児と、小学生から高校生には義務化されています。しかし大学生や社会人以降では、予防が一般的なスウェーデンやアメリカと比べると、**日本人の歯科健診の受診率は低く、むし歯や歯周病の罹患率が高くなっています。**

むし歯や歯周病が進行すると歯を失ってしまい、そうなると食事が困難になり、その結果、健康や日常生活にも影響が出てしまいます。そのため、定期的に健診を行い、重症化しないように予防しようというのが「国民皆歯科健診」の目的の1つです。

また、最近では口腔内の状態と全身疾患の関連についての研究報告が増えています。日本歯科総合研究機構によると、**65歳以上の患者において、欠損歯数（抜歯した本**

数）が多い人ほど、誤嚥性肺炎で医科を受診している傾向にあり、また、欠損歯数が多い人ほどアルツハイマー型認知症のリスクが高いという報告があります。

その他にも、歯周病は糖尿病や動脈硬化（心筋梗塞・脳梗塞）、早産・低体重児出産にも関与していると報告されています。

定期的に歯科健診を行い、むし歯や歯周病を予防することで、全身の様々な病気のリスクを下げることができるのです。

最後に、歯の本数と医科医療費の関連についてもご紹介します。

日本歯科総合研究機構の研究により、60歳以上の医科および歯科を受診した患者223万人において、歯の本数が19本以下の人は、歯の本数が20本以上の人と比べて、医科医療費が高額となることが示されました。この結果は、男女ともに当てはまっています。

ちなみに、歯の本数が19本以下というのは、9本以上の歯を抜いたということになります。永久歯は親知らずを除いて28本ありますので、もともと永久歯が欠損していない限り、全体の3分の1以上の歯を抜いているということです。

また、日本歯科医師会誌に掲載された65歳以上の高齢者を対象にした調査によると、歯の本数が多い人ほど糖尿病や高血圧などの生活習慣病関連の医療費が少ない傾向があることが報告されています。

こうした事実から考えると、若年期からのむし歯や歯周病といった歯科疾患の蓄積は、さまざまな疾病を誘発し、全身の健康状態も左右し、医科の医療費に影響を与えると言えます。

逆に言えば、若年期から定期的に歯科健診を行い、むし歯や歯周病による歯の喪失（抜歯）を防ぐことは、全身の健康維持にも寄与し、将来の医科の医療費を軽減することにもつながります。

これまで日本では、痛くなったら歯医者に行き、悪い部分を削って、詰めて、ダメなら抜いて……という治療が一般的でした。

今後、国民皆歯科健診が実現すれば、日本全体で歯科医院を受診する目的が治療から予防へと、少しずつ変わっていくかもしれません。

3～4ヶ月に一度は、歯科医院で定期健診と予防のためのクリーニングを行い、ご自身の大切な歯を守っていただければと思います。

## 網膜剥離になって気づいたこと

2021年に突然、左目が見えなくなりました。

ある日の夕方、診療中に目がチカチカし、診療を終えた帰りの電車の中で、ふと「墨汁のようなものが見えるな」と気づきました。そして、その1時間後には視野の3分の1が黒い幕で覆われ、さらに1時間後には黒い幕が視野の半分ほどにまで広がっていたのです。

過去にこのような経験はなく、「寝たら治るんじゃないか」と思い仮眠をとったのですが、黒い幕は変わらず視野の半分を覆っていました。

これでは明日の診療ができないと思い、１１９番に電話をしました。

眼科の先生に状況を説明すると、「おそらく網膜剥離ですね。夜間は手術できる先生がいないので、明日、近所の眼科で紹介状を書いてもらって近くの大きい病院を受診してください。どこでも手術できると思います」と言われました。

近所の眼科に行ったところ、「40代になったら目の健診を受けましょう」というポスターが貼られていました。40代になると、老眼・緑内障・白内障・加齢黄斑変性症などになる人が増えてくるためで、健診により、早期発見・早期治療を行うことで、重症化を防ぎ、視力の低下を遅らせることができると書かれていました。

自分の歯科医院では、「予防がもっとも大切ですので、定期健診に来てください」と患者さんに伝えていた私ですが、恥ずかしながら眼については知識がなく、健診に行こうとは一切考えていませんでした。区の健康診断は受診していましたが、視力検査のみで眼底検査はなく、何も異常は見つかりませんでした。

私の場合、網膜剥離は一気に進行しており、気付いたときには重症でした。

歯は、むし歯や歯周病で抜くことになっても、インプラントを入れて補うことができます。

しかし、網膜は替えが効かないものでした。

網膜剥離は、7000人に1人程度が発症すると言われています。

私の場合、網膜剥離がかなり進行していたため、以前の視力には戻らないと言われました。開業して3年目で、片目がほとんど見えなくなり、この先どうなるのか不安でした。

手術が終わってしばらくは、全く見えませんでした。

主治医の先生には、3ヶ月くらいすると視力が落ち着いてくると言われ、コンタクトを装着してもいいと言われましたが、3ヶ月経っても全然見えず、コンタクトを装着しても見え方は変わりませんでした。

主治医の先生にそう伝えると、「一部、網膜の下に液が残っているが、手術はうまくいった。これ以上の改善は難しい」と言われました。

しかし、患者の私は全然見えないので、これでは日常生活も辛いし、この病院に通ってもしょうがないと思い、知り合いに紹介された眼科を受診することにしました。

すると、新しい眼科の院長先生に、「網膜が剥離していますね」と言われました。「網膜剥離の手術をして、手術はうまくいったと言われたのに、網膜が剥離してるってどういうこと?」とショックを受け、ますます不安になりました。

結局、その院長先生が「私の出身大学の網膜専門の教授に診てもらってください」と、紹介状を書いてくださいました。

その教授に診ていただいたところ、手術は綺麗にされているが、網膜が一部くっついておらず、「これ以上はどうしようもない」と冷たく言われました。

仕方なく別の大学病院を受診したところ、「再手術をしてみても良いが、うまくいくかはわからない」と言われました。

どこも同じような診断内容だったので途方に暮れていたところ、大学院の先輩の奥様が眼科医で、別の大学病院の網膜専門の先生をご紹介して下さいました。

その先生に、手術した病院でこれ以上どうしようもないと言われたこと、その後に2つの大学病院を受診したこと、見えなくて仕事ができなくて困っていることなどを伝えたところ、お忙しいにも関わらず親身に相談に乗って下さいました。

客観的に見て、他院でうまくいかなかった面倒くさい患者だったと思いますが、再手術とそれに付随するリスクや治療の限界についてわかりやすく説明して下さいました。

網膜剥離になり、合計10人程度の眼科の先生に診てもらいましたが、この先生がもっとも説明が明確で、お人柄も尊敬でき、この先生以上の先生はいないと思い、手術をお願いしました。

すると、「2度目の手術なので難しいですが、やってみましょう」と仰って下さいました。

手術当日にも「來山さん頑張りましょう！」と声をかけて下さり、1時間半に及ぶ手術の最中にも、何度も優しく声を掛けてくださいました。

2度目の手術後、無事に網膜はくっつきました。

網膜剥離になる前の視力には戻りませんでしたが、2度目の手術でかなり改善し、神様のような先生に出会えたと思っています。

ところが、その1年後に再び見えにくくなり、診ていただいたところ、今度は白内障にかかっていることがわかりました。3回目の手術が必要になったのです。

2回目の手術の際に「いつか白内障になると思います」とも言われていたので、驚きはしませんでしたが、42歳で白内障かと思うと切なくなりました。

現在はそれなりの視力に回復し、仕事も支障なくできていますが、網膜剥離が進行する前に発見・治療をすることができていたら、手術をせずに済んだのにと、何度も思いました。

病気が起こってからでは遅いので、定期的に眼科で健診を受けた方がいいと思いました。今では、3ヶ月に一度、眼科に通っています。

また、病気が進行してしまうと治療も難しくなり、きちんと治してくれる良い先生に巡り会うことも難しくなると実感しました。

網膜剥離になった1回目の手術の後では、日常生活を送るのにも不自由な視力だったため、不安になって悩みながらいろいろな眼科の先生に診ていただきましたが、2度目の手術をしていただいた先生には本当に救われました。

こうした経験から、私自身もその先生のようになりたいと考え、優しくて安心でき、信頼できる歯科医になりたいと思いました。

網膜剥離になるまでは、年に1度の健康診断を受診する以外は、医療機関を受診することはほとんどありませんでした。あったとしても、風邪やものもらいで薬を出される程度でした。

網膜剥離になってから、たくさんの眼科の先生に診ていただき、当然かもしれませんが、先生方の診察や対応は様々でした。経験年数や得意分野などが異なるためだと思いますが、患者の立場としては、難しい症例はきちんと治せる先生に出会って治療してもらうことができればそれが一番だと思いました。

私の歯科医院でも、自分で治すことができない場合は、信頼できる大学病院の専門医の先生をご紹介しています。

## 歯科医師目線で考える「歯医者の選び方」

歯の治療やクリーニングをしようと思ったとき、どんな方法で歯科医院を選びますか?

まず自分で取りにいける情報は、大きく分けて3つかと思います。

・ネットで検索して、公式サイトを見る
・Google などの口コミを見る
・知り合いが通っている歯科医院での治療体験を聞く

多くの方は、このような方法で歯科医院を探されているのではないでしょうか。

公式サイトは良いことばかりが紹介されがちで、医院のマイナスポイントが書かれていることはほとんどありません。もちろん、患者さんに良いサービスを提供したいという思いで内容や文言を考えられているのでしょうが、残念ながら、公式サイトの情報と実態とで異なっている部分もあることは否めないでしょう。

そう考えると、実際に医院に行く前からその歯科医院を見極めることは難しいのではないかと思っています。

私自身も、初めての病院や歯科に行く際には、口コミを読みます。

公式サイトはサービス提供者からの情報ですが、口コミはサービスを受けた側からの情報ですので、実際の体験談を知ることができるからです。

口コミの内容が良ければそれに越したことはないのですが、口コミが悪かったとしても、その内容はサービスを受けた方の主観であり、客観的に信頼できる内容かどうかはわからないので、あくまで参考程度と捉えてチェックするようにしています。その医院が自分に合うか合わないかは、いくら口コミを読んでも判断できないので、あまり過度な期待はせずに足を運ぶようにしています。

私のクリニックには、「通っていた歯科医院がイマイチだったから」という理由でクリーニングにいらっしゃる方もいます。

ある患者さんの口の中を診察したとき、むし歯がたくさんありました。しかし、以前通っていた歯科医院では、「むし歯は全て治療した」と言われていたそうです。そうは言っても、レントゲンにはむし歯がはっきりと写っているのです。

これは、歯科医師の考え方によって、治療すべきむし歯と経過観察をするむし歯の判断基準が違うことが一因かと思います。

小さいむし歯は進行性のものでなければ、必ずしも治療する必要はなく、経過観察をしても問題ないこともあります。ただし、その患者さんの口腔内の清掃状態など、その他に考慮すべき要素もあります。

そうしたところまでしっかりと説明を行い、患者さんが理解した上で経過観察を行いながら、定期健診でむし歯が大きくなっていたら治療する、ということを歯科医師と患者さんが共有できていれば問題ないと思います。

また、同じむし歯の治療なのに、クリニックが違えば治療方針が違って、どのように判断したらいいかわからなかったという話をよく耳にします。

私も網膜剥離の治療の際に、何人かの眼科医に診ていただきましたが、先生によって見解はまちまちでした。もちろん、先生の経験や技量も異なりますので、それにより見解や治療方針が変わってくるのは仕方がないと思います（患者としては戸惑いますが）。

歯科でも、診断や治療法は、歯科医師により異なる可能性があります。また、相性が合う合わないというのは誰にでもありますので、先生やスタッフさんと会話をしてみて、合わないなと判断したら、違う歯科医院を受診すればいいと思います。

歯科医院がたくさんあってどこを受診すればいいかわからないという声もありますが、一本の歯も大切な体の一部ですので、焦らず自分に合った医院を探してみてください。治療のメリットやデメリット、リスクをよく理解し、**最終的には、自分が信頼できる医院で納得をして治療を受けられるのが良いと思います。**

## 定期健診でより健康に

海外と違って「保険治療」が一般的な日本では、一度の来院で治療費が何万円もかかるケースはほとんどありません。

そういう意味では、海外と比べて日本は歯科医院を受診する敷居は高くないと言えます。

歯の疾病予防のために定期健診に通ってくださる方もいれば、痛みの限界を超えてからしか受診しない患者さんもいます。

定期的に通われている患者さんは、日頃からご自身でもお口の健康状態に気づかい、歯を大切にされている方ばかりです。

そのため、**歯医者に来る必要がないと思うような綺麗な口内状況の人ほど、3ヶ月**

**に一度、継続的に通ってくださっています。**

定期的に通われている方たちは、歯医者が怖い場所ではなく、身近な場所だと感じて下さっているようです。

私の個人的な印象ですが、**経営者のような忙しい方ほど、歯の治療を通じて健康に対する意識が変わるケースが多い**気がしています。

初診時にむし歯がたくさんあっても、全て治療が終わった後にそのまま定期検診に通っていただくようになり、それが習慣となると、お口の健康だけではなく、お体全体の健康に対する意識も変わる方が多いように思います。

このように、むし歯で歯が痛いなどの治療がきっかけで通院された患者さんの健康に対する意識が高まることは、私たち医療従事者にとって大変嬉しいことです。

歯の治療は1回で終わらない場合も多々あり、全ての治療が終わるまでは根気強く通う必要があります。そのため、治療が終わったら、もう歯医者に行くのは疲れたと思われるでしょうが、数年後に痛くなってまた治療を始めるよりも、痛くならないように予防できれば、結果的に歯の寿命を延ばすことができます。

そのために、**歯科疾患や関連する全身疾患について患者さんに啓発を行い、「自分の健康は自分で守る」と患者さん自身が認識し、生活習慣を改善していただくことが、地域医療を担う私たち医療従事者の使命**だと思います。

治療が終わったら、お忙しい方こそ、気になるところはなくても定期健診に通っていただければ、お口の健康が、全身の健康の一助になると思います。

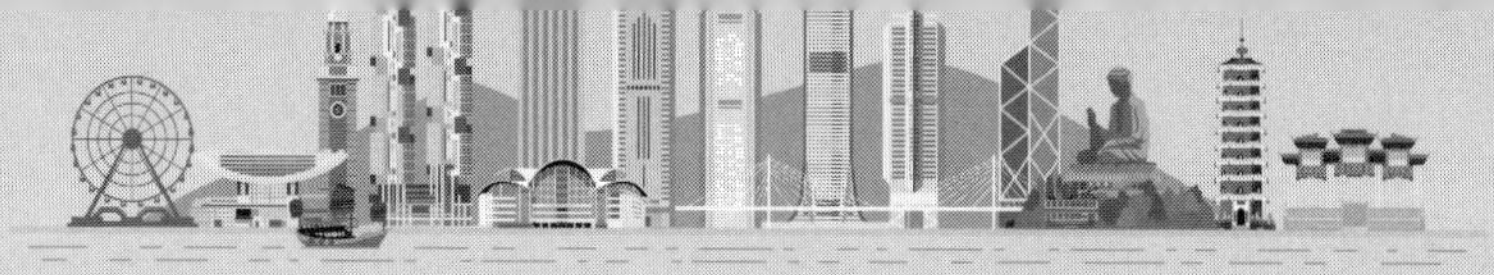

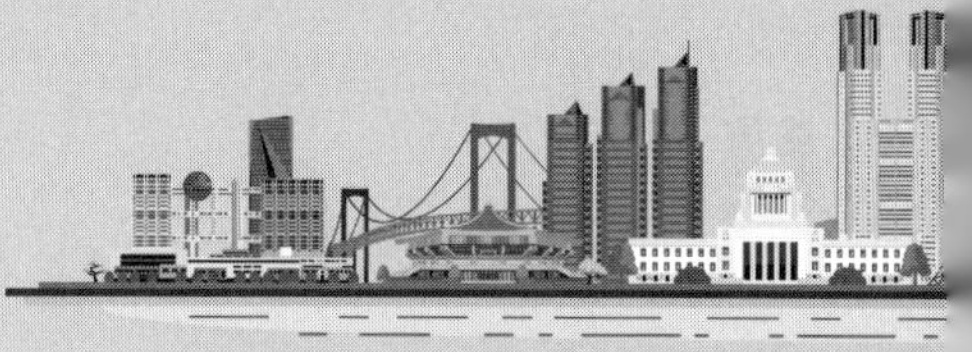

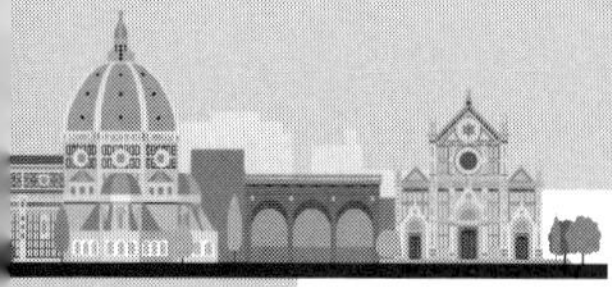

# 第五章

# 45カ国回想録

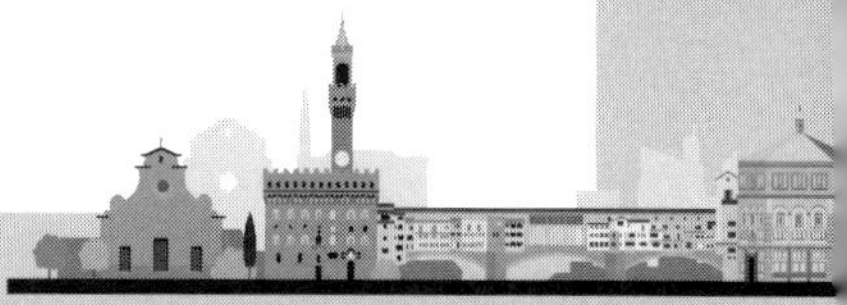

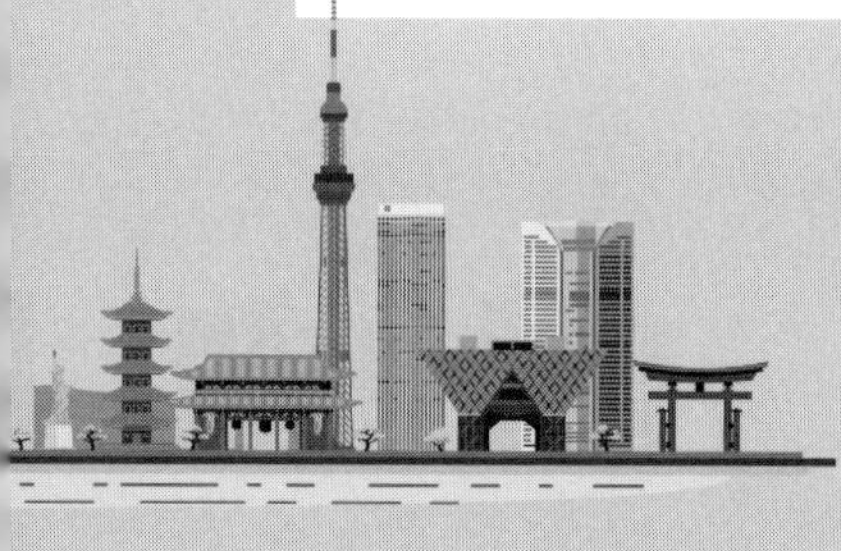

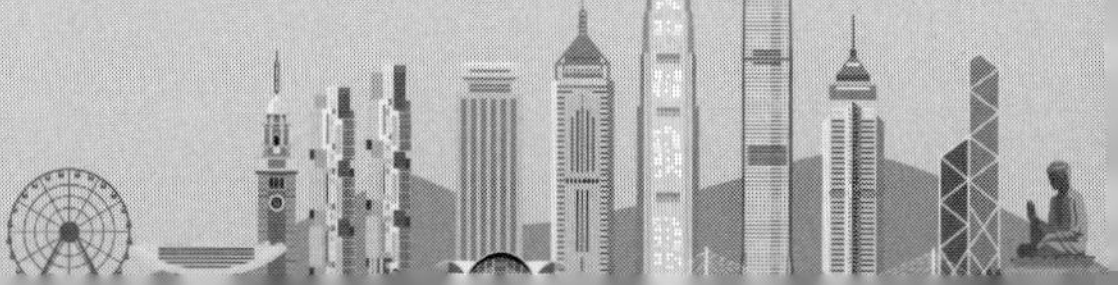

この本のタイトルにある通り、私はこれまでに45カ国を訪れました。文化や習慣の異なるさまざまな国に行った経験が、今の自分を作っていると思います。
その45カ国をリストアップし、私が感じた事や日本との違いなどを記しました。

## ①オーストラリア（パース、シドニー、ケアンズ）2001、2005年

初めて海外の地に降りたったのはパースで、西オーストラリア州最大の都市と本に書いていましたが、街は歩いて回れるほどの大きさで、昼間でも人はまばらでした（逆に日本は人が多すぎるのかもと思いました）。

紫外線が強く空気が澄んでいるせいか日中はとにかく明るくて眩しいくらいでした。インド洋に面したビーチは白い砂浜と碧い海のコントラストが美しく、真っ赤な夕日が地平線に沈んでいく様子は日本では見たことのない景色で、海の向こうはアフリカ大陸かと思い地図を見ると、大阪から遠くまで来たなと思いました。

シドニーは南半球最大の都市と本に書いていましたが、街の規模は大阪市と同程度で、サーキュラーキーの夜景に南半球の風情を感じました。白人のオーストラリア人は割とフレンドリーで、当時の私の英語力では差別は感じませんでした。

グレートバリアリーフへ2泊3日のダイビングクルーズに行った際は、見渡す限り海と空で、食べる、潜る、寝る以外にする事がありませんでした（携帯の電波が入らなかったため）。久しぶりのダイビングで耳抜きがうまくできずにいたところ、バディのオーストラリア人に頭を沈められて鼻から出血し、しばらく耳が聞こえませんでしたが、海の中で綺麗な生き物に会えました。

## ②香港　2001、2005、2009、2010、2011〜2014、2018、2019年

オーストラリアへはキャセイパシフィック航空で行ったため、帰りに香港にストップオーバーし、尖沙咀へ行ったら生暖かく、鼻が冴えていたのか街が臭いました。

街は活気があり、人種は多様で、変化が目まぐるしくエキサイティング。住むには

退屈しない街で、お金があればいろんなサービスが受けられそうですが、お金がないと住むのは大変だと思いました。

香港人はお金持ちほどフレンドリーで情に厚く、お金持ちではない人もおおよそフレンドリーですが、多くは時間に追われてせかせかしていて、デパートは22時まで営業。超競争社会でサバイバルゲームのようで、こんなところに生まれたら身も心も休まる間もないと思いました。

一方で、朝夕は公園で運動している人が多く、タバコを吸う人が少なく（お金がもったいないから？）、健康意識は高そうですが、料理は脂っこく、大気汚染も酷いのに平均寿命は世界トップレベルなのは広東人の遺伝子が強いからかと思いました。私のような日本人が同じ環境で生きたら早死にしそうです。

## ③アメリカ合衆国（ロサンジェルス、ラスベガス、サンフランシスコ、バッファロー、ニューヨーク、ボストン、

## ハワイ）2001、2002、2003、2008、2011、2023年

2001年にロサンジェルスのユニバーサルスタジオに行った際（ちょうど大阪にユニバーサルスタジオができた頃でした）、ゲスト参加型のショーが多く、ショーの最中にスタッフが、「ステージに来たい子供は手を挙げて～」と言ったら、ほとんどの子供が「ハイ！ハイ！」と選んでもらえるように元気に手を挙げていて、国民性の違いを感じました（日本でそういう光景は見たことはありませんでした）。

帰国後、大阪のユニバーサルスタジオに行ったら、ロサンジェルスとはスケールも雰囲気も異なり、本場のアメリカっぽさは唯一無二だと思いました。

初めて行ったニューヨークは2001年のテロの翌年で、地下鉄のどこの駅で降りても別の国に来たかと感じるくらいそれぞれのエリアが異なり、かつ濃密で、1週間いても足らず、地下鉄の車内で演奏している人がいたり、道路から蒸気が上がっていたり、映画の世界に紛れ込んだように感じました。

チャイナタウンまで行くと、ご飯は安くても美味しく、そこから中華料理が好きに

なりました。チャイナタウンは広く活気があり、中国人は我が物顔で生活していてなんだかカッコ良く見えました。

いろいろな国のチャイナタウンに行きましたが、ニューヨークのチャイナタウンは街と絶妙に融和している感じで、お土産も可愛いのが多かったです。

ニューヨークは大都会特有の圧倒的なオーラがあり、高校生の頃、東京に来て感じたドキドキと同じでした。そのドキドキが忘れられず、翌年、大学5年の時に秋休みがあり再訪しました。

来日公演だったら1万円はするようなミュージシャン（Earth Wind & Fire など）のチケットがチケットマスターで50ドル程度で売られており、ロンドンもそうでしたが、日本ではなかなか観れないようなミュージシャンが普通にライブをやっていてビックリしました。

ミュージカルは英語で何を言っているかはわかりませんでしたが、『RENT』の挿入歌「Seasons of Love」のコーラスは耳に残り、それを後年、ロンドンのガイズホスピタルで放課後、職員の方が集まって歌っているのを聴いて、ロンドンでも『RENT』を観に行きました。

2008年、ロンドンからトロントに学会に行った際に、トロントから夜行バスでニューヨークのポートオーソリティーバスターミナルに着き、そこから近いチェルシーのユースホステルにチェックインしたら、同室（4人部屋）の西海岸から来ているというアメリカ人が自分はゲイだと言って、チェルシーを案内してくれました。

3日後の夜中、下段ベッドで寝ている最中に人気を感じたら彼が私のお腹の上で（触れずに）指をぐるぐる回していて、怖くなったので（襲われるというより意味不明な動きをしていて）、寝ているふりをして寝返りを打ってしばらく大人しくしていたら、夜中にも関わらず別の外国人がチェックインして部屋に入って来て、何事もありませんでした。

5年ぶり3回目のニューヨークは、1回目、2回目ほどのドキドキ感はありませんでしたが（5年の間にいろんな都市に行って感覚が変わったのか、3回目なので慣れたのか）、見どころは尽きず、私の中ではこれまで訪れた中で最も刺激的な都市でした。

一方、ニューヨークと同等の都会は東京しか思い浮かばず（上海も大都会ですが急激に発展しているせいか、都会感でいうとちょっと違う気がします）、改めて東京は魅力的な街だと認識しました。

## ④メキシコ（ティファナ）2021年

治安が悪いと聞いていましたが、アメリカと比べてラフで陽気で、大通りを歩く分には問題なく、物価は安めでタコスは美味しかったです。

アメリカ人のために作られた国境の街で、医療費が安いため、アメリカ人相手のクリニックが多くあるそうです。

## ⑤カナダ（トロント）2002、2008年

3月は凍りつくように寒く、8月は暑過ぎず快適でした。

多民族都市で、200以上の民族が住んでいるそうです。都会な割に人は穏やかで落ち着いていて、移民が多いのは住みやすさの表れかと思いました。

## ⑥フランス（パリ、マルセイユ、ニース）2002、2007、2008、2013年

シャルルドゴール空港からＲＥＲ（イル＝ド＝フランス地域圏急行鉄道網）に乗ったら空港の次の駅で黒人が乗って来て、車内はガラガラなのに私が座っている4人がけのボックス席の斜め前に座りジロジロ見られましたが（ガイドブックによると恐らくスリ）、しばらくすると人が乗って来て事なきを得ました。

別の日に、パリ北部のメトロの駅で違和感を感じ振り返ると、10代の少年と目が合い、いつの間にかリュックが全開になっていました。

シャトレの駅の改札を飛び越えて通過している黒人もいて、パリは景観は良くても治安は悪く、パリの人は親切ではなく、あまりリピートしたくなりませんでしたが、それでも行ってしまうのがパリの魅力なのかもと思いました。

南仏は明るく景色が良く、一人で電車やバスに乗っているおばあちゃんのワンピースやバッグもお洒落で、フランスは田舎の方が肩の力が抜けていいかもと思いました。

## ⑦イギリス（ロンドン、ブライトン、リバプール、ピーターバラ）2002、2003、2008、2015年

初めて行くまではヨーロッパの小さな島国という事しか知りませんでしたが、ロンドンは移民が多く、また、音楽、芸術、ファッション、サッカーなどあらゆる面で見所が多く、歴史もあり非常に濃厚でした。

物価や家賃は非常に高く、ご飯は不味く人種差別が日常的でしたが、それでも世界各国から人が集まるのはロンドンの魅力かと思いました。

ロンドンで地下鉄の駅が近くにない場所に住んでいたときはバス通学をしていましたが、バスが時間通りに来ず、やっと来たと思ったら満員で何本も乗れず、という事が度々ありました。

バスは渋滞すると進まず時間が読めないので通学には不便でしたが、2階に座って少し上から景色や街並みを眺められるのは良かったです。一方、地下鉄はたまに運休になりますが、おおよそ時間通りに動いてくれて、移動には便利でした。

大学院生のときに留学した際に英語ができず、語学学校を探していた際に、授業料が安いところに行くと先生がアフリカ系、インド系で独特のアクセントがあり、ここで英語を習うのはちょっと違うと思ったので、「ネイティブのイギリス人の先生はいないんですか？」と聞くと、白人のイギリス人の先生がいる語学学校はもっと高いと言われ、そういうものかと思いましたが、白人の先生でも安くていい学校は見つかりました。

## ⑧オランダ（アムステルダム、ロッテルダム）2002、2008、2012、2014年

アムステルダムもロンドンと同様に人種のるつぼですが、オランダ人は親切、フレンドリーで差別は感じず、ドイツ人よりも英語が綺麗で聞き取りやすく、滞在中にストレスを感じませんでした。フランス、イギリスと違い外国人に優しい印象。

## ⑨ベルギー（ブリュッセル、アントワープ、ルーベン）2002、2008年

2008年にルーヴェン大学を見学させていただいた際、研究室が過去に見たどこの大学の研究室よりも綺麗で、整理整頓と良い仕事は相関するのだろうなと思いました。ルーヴェンは街がこぢんまりして落ち着いていて、学問に打ち込むには素晴らしい街だと感じました。

## ⑩ドイツ（ケルン、ベルリン、バーデンバーデン、フランクフルト、ローテンブルク、ヒュッセン、ミュンヘン、ハンブルク、ビュルツブルク）2002、2008、2015年

ICE（インターシティ エクスプレス）でベルリンに着いたばかりでバックパックを持って信号待ちをしていたら、自転車に乗っている通勤中のドイツ人男性が頼んでもないのに道を教えてくれ、ドイツ人は親切という印象を持ちました。

その後、ドイツで嫌な思いをしたことはないので、そんなに間違ってはいなかった

と思いました。ベルリンの連邦議会議事堂のドームに上ったら、デザインがあまりに斬新で感動しました。

1月にハンブルクのアルスター湖に行ったら凍え死ぬかと思うくらい人生で一番寒く、一瞬で風邪を引いて、せっかく来たのにユースホステルでブルブル震えていました。

## ⑪オーストリア（インスブルック、ウィーン）2002、2008、2012年

6月に世界遺産のシェーンブルン宮殿で観たウィーンフィルの野外コンサートは夕方に始まり、宮殿と会場がライトアップされ、日没→夜になると幻想的な光景でますます盛り上がり、これが無料で観れるなんてさすが芸術の都と思いました。

## ⑫スイス（バーゼル、チューリッヒ、ジュネーブ）2002、2014年

チューリッヒのインフォメーションセンターの女性に道を尋ねた際、"I like your eating."と言われ、一瞬意味がわかりませんでしたが、私が片手にパンを持ちながら質問したのが気に入らなかったようです。

ちなみに、香港大学でお世話になったスイスの先生は真面目で気前も良く、きっちりしていて、ギリシア人の先生は適当でした。

## ⑬イタリア（ミラノ、ヴェネツィア、ナポリ、ローマ、オルビエート、ピサ、フィレンツェ）2002、2008年

大学4年生の夏休みに同級生が同じ時期にローマにいたので落ち合い、彼に誘われてオルビエートという聞いたこともない街へ電車に乗って行きました。城壁に囲まれた街で、電車の駅からケーブルカーに乗り、高台から見渡すとどこまでものどかな風景が広がるイタリアの田舎でした。

同級生のお勧めのレストランに行くと、18時開店と言われ、最終のケーブルカーが18時半だったので仕方なく空いていた隣のレストランに入ると、8ユーロのスパゲッティが異次元の美味しさで、もはや別の料理をいただいていているかのようでした。その後の人生で、ここのスパゲッティを超えるスパゲッティには出会えておらず、イタリア恐るべしと思いました。

## ⑭バチカン市国　2002年

沢木耕太郎の『深夜特急』にサン・ピエトロ大聖堂の聖母マリア像についての描写があり、それを踏まえて実物を見ると、ただの石には見えず、なるほどと思いました（言われなければ素通りしてました）。

## ⑮タイ（バンコク、ハジャイ、プーケット）2002、2003、2006、2007、2008、2013、2014、2019年

ロンドンでお世話になったタイ人の先生の家に泊めてもらったらとても広く、「物

価が安くて何でも揃っていてこんなにいい国はない」と言っていて、タイ人もそう言うのでそうなんだろうと思いました。

バンコクのスクンビットソイ38に夜に出てくる屋台のカオマンガイがどこよりも美味しく（400円くらい）、初めて食べた2007年以降、毎回訪れていますがいつも同じおじさんが作っていて、最後に行った2019年におじさんは少し歳をとっていましたが変わらず美味しく、お店が存続しているのは嬉しいしありがたいと思いました（コロナ後は行っていないのでわかりません）。

## ⑯シンガポール　2003、2007、2014、2018、2024、2025年

初めて行った2003年頃は、他の東南アジアの国と比べるとシンガポールは退屈で数日いるだけで飽きると言われており、確かに2日いればもういいかなと思いましたが、マリーナベイサンズができた以降は退屈ではなくなり、他にも観光スポットが増えて大きく変わった気がしました。

それをシンガポール人の友人に言うと、以前は「Singapore is boring」と言うと逮捕されるという冗談があったと言っていました。

マレーシア人から、シンガポール人はプライドが高く、マレーシアを見下しているという話をよく聞きますが、私が出会ったシンガポール人はスマートで効率的で親切でした。MRT（マス・ラピッド・トランジット）に乗ると、老人や子供に席を譲る光景を見て、都会なのに東京や香港より人が穏やかな印象を受け、それを香港人に言うと、「私もそう思った」と言っていました。

## ⑰マレーシア（ジョホールバル、クアラルンプール、ペナン）2003、2014、2017、2024年

初めてクアラルンプールに行った2003年に、チャイナタウンの中華料理が美味しくて気付いたら1日9食も食べていました。

私が出会ったマレーシア人の歯科医師（マラヤ大学やUKM卒でイギリスや香港の大学院生でした）は非常に優秀でしたが、お金がある人たちはオーストラリアなどの

海外の大学に出るそうです。

## ⑱カンボジア（プノンペン、シェムリアップ）2003、2018年

2003年にアンコールワットに行った際、日焼けした子供たち（4歳か5歳くらい）がポストカード10枚を1ドルだか数ドルで買ってくれと集まって来て、「これはアンコールワット、これはアンコールトム、これは……」と10枚のポストカードの説明をしてくれて、その年齢で外国人相手に商売しているのが衝撃でした。

アンコールワットで日の出を見るため4時ごろ起きて見た空は満天の星で、こんなにも星があったのかと思いました。

プノンペンからシェムリアップに行くボートは小さくて、隣の人に突かれたらメコン川に落ちそうで怖かったです。

シェムリアップからバンコク行きのバスに乗ったら、道路の舗装状態が悪く常にバスがアップダウンしていて寝るに寝られませんでしたが、タイに入ったら急に道が良

くなり、隣国でもこんなに違うものかと思いました。

## ⑲ウズベキスタン（タシケント、サマルカンド）2003年

ヨーロッパに行くにあたり、ウズベキスタン航空を予約し、タシケントで降りて数日滞在しました。首都のタシケントは、それまで行ったどの国の首都よりも暗く味気なく、ロシア（行ったことないですが）っぽい感じがしました。

サマルカンドはシルクロードの要衝の地で、バザールに行くと、非常に活気があり、謎の香辛料や食料、衣類が売られており、中世にタイムスリップしたような感覚に陥りましたが、昼間は猛暑で外に出られないくらい暑く、民宿でスイカを食べて過ごしました。

そもそも観光客をほとんど見かけず、地図を見ると周辺国はキルギス、タジキスタン、カザフスタン、トルクメニスタン、アフガニスタンなど馴染みがない国で、フライトは関空から週に2便程度で、乗り遅れたらどうしようと不安になりました。

## ⑳スウェーデン（ストックホルム）２００３年

ロンドンから週末にＬＣＣで来たら、街も人も雰囲気も初めて見るタイプで、これが北欧かと思いました。ヨーロッパというと、ロンドン、パリ、ローマがメジャーな観光都市だと思っていましたが、都市単位でいうとストックホルムが一番美しく、建築や地下鉄など全てが洗練されていて斬新に感じました。

当時はアジア人が少なかったせいか、街を歩いていると親切な人が寄って来て道案内をしてくれました。逆に道に迷って犬の散歩をしているおばさんに話しかけると、「私、英語はもう10年話してないんだけど」と恥ずかしそうに言いながら、とても綺麗で流暢な英語で道を教えてくれて、教育レベルが高いのかなと思いました。

同じ人間かと疑いたくなるような美男美女ばかりでしたが、差別されている感じは一切なく、ヨーロッパの奥深さを感じました。

## ㉑スペイン（アリカンテ、バレンシア、バルセロナ、セビーリャ）

## 2003、2008年

スペイン人の友達がバルセロナでフェスがあるからおいでと誘ってくれ行ってみたら、BLONDIE、KAISER CHIEFS、PRIMAL SCREAM、SEX PISTOLS、THE VERVEなど、有名なバンドがオールナイトで朝までやっていて、こっちの人たちは後先考えず本気で遊んでいるのを感じました。

## ㉒マカオ　2005、2009、2010、2011、2013年

香港からフェリーで1時間くらい、マカオ人は香港人と違いのんびりしている印象。マカオはカジノで儲かっているので、マカオ人は毎年、国からお金が貰えると香港大学の同級生（親がマカオ人）が言っていました。

## ㉓中国（広州、上海、北京、深圳、珠海、長沙、東莞、武漢、大連、厦門、海南島、成都）2005、2007、2009、2010、2012、2013、2014、2017、2018年

中国は反日だと聞いてビビっていましたが、上海に行くとそんな感じは全くなく、上海人はサバサバしていて都会的で粋な感じがしました。豫園の小籠包屋のテイクアウトに1時間以上並んだところで中国人に割り込みされそうになりブロックしたら、彼は私より前の人の間に割り込みました。

地下鉄の券売機でもしばしば割り込みされましたが、中国では正直者が馬鹿を見る部分もあるのでそういうものかなと思う一方、あからさまに割り込めるのもすごいなと思いました。

上海は行く度に地下鉄の路線が増えていて、アジアのニューヨークのようになるのかなと思いました。

2013年に訪れた湖南省の長沙市は省都ですが沿岸部の都市と比べると田舎っぽく、地元の人は外国人慣れしていないのかとてもシャイで、それまで持っていた中国

人のイメージとは真逆でした。

香港大学から交流プログラムで訪れた中南大学歯学部のトイレ（男子）は大も小もなく、低い柵があるだけで水洗もなく、便は傾斜で床を流れていて、病院のトイレがこれでいいのかと思いました。

成都の公衆トイレに行ったら、使用中で鍵がかかっているトイレのドアをバンバン叩く人がいる一方で、ドアを叩かれないように最初からドアを開けてしている人もいて、なるほどと思いました。


成都から世界遺産の九寨溝への中国人限定のバスツアー（格安）に中国人の友達に紛れて連れて行ってもらった際に、道も食事も宿もトイレも酷く、ちょっと間違えたら転落しそうな山道で渋滞してバスが動かなくなり、もちろんバスにトイレはついてないので我慢の限界を超えてまともなツアーにすれば良かったと泣きそうになりましたが、それ以上に九寨溝が絶景で、苦労して来た甲斐があったと思いました。

## ㉔インド(カルカッタ、バラナシ、アーグラ、デリー)2006、2007年

沢木耕太郎の『深夜特急』を読んで、一度はインドに行きたいと思い、カルカッタの空港を出たらインド人に囲まれ、タクシーに乗れとかああだこうだ言われ、街は喧騒の一言で、車、リキシャー、犬、ウシ、サルなど何でもあり、こんな国は初めてで、同じ地球かと疑いました。

話しかけてくるインド人は騙そうとしてくる人ばかりで、観光地を巡っていたせいかどこへ行ってもからまれ、外を静かに歩くことができず、良く言えば非常に刺激的だったので、刺激を求めて1年後に2回目のインドに行きました。

ただでさえ暑いうえに料理が口に合わず、コーラを飲んでお腹を満たしていたら栄養不足と疲労で判断力が鈍り、アーグラでは宿泊したゲストハウスに居合わせた広末涼子の「大スキ!」を完璧に歌っていた日本に住んでいるというインド人男性と、観光地から離れたマクドナルドの外にいたブラッドピットみたいなイケメンのインド人に旅行代理店に連れて行かれ、いつの間にか宝石を買わされており、途中で詐欺だと

気づいて返品しましたが、いくらか損して懲りてその後はインドへは行ってません。

## ㉕ミャンマー（ヤンゴン、チャイティーヨ）2006年

2003年にプノンペンで出会った日本人のおじさんに、「きたやまくんミャンマー行かへん?」と言われて行ってみたら、人は穏やかでご飯は美味しく、ヤンゴンからチャイティーヨ行きのバスから見た景色は未開の地で、ゴールデンロックの山麓の村キンプンは18時には真っ暗になり、外には灯りはなく、原始時代のようでした。

## ㉖台湾（台北）2006、2017、2019年

台北駅の前のビルに入っている台湾人の先生の歯科医院の見学に先輩が連れて行ってくれたら、先生はイケメンでCMにも起用されているそうで、症例を見せてもらったら治療も素晴らしく綺麗で、只者ではないオーラが出ているのに非常に謙虚でいつも笑顔で余裕があり、モテそうですねと言ったら、彼女はいないと言っていましたが、数年後、モデルみたいな女性と結婚していました。

台湾で歯科医師はエリートだそうです。

## ㉗ネパール（カトマンズ）2007年

インドと比べると人が穏やかでご飯は美味しく物価も安く気候も良く、カトマンズで沈没する人がいると本で読んだのが理解できました。現地の人がやっている日本料理屋のカツ丼やカレーがとても美味しく不思議でした。

## ㉘韓国（ソウル）2007、2009、2012、2014年

香港に留学中、勉強も日常生活もキツくて参っていた時期に、アシアナ航空で帰国する途中でソウルに寄ったとき、街が綺麗で人も垢抜けていてアジアの北欧のように感じました。

## ㉙アラブ首長国連邦（ドバイ）2007年

新市街から旧市街にバスで帰ろうと思いバスを待つも1時間待っても来ず、1時間半後にようやくバスが来たと思ったら満席で、まもなく来た次のバスには乗れましたが、前方が女性専用座席でスカーフを被った女性で満席になっており、不思議な光景でした。

## ㉚アイルランド（ダブリン）2008年

首都にも関わらずロンドンと違ってアイルランド人はフレンドリーで、テンプルバーで1人で夕食を食べていたら、アジア人が珍しかったのか近くにいた若者から話しかけられ、アイルランドの事をいろいろ教えてくれました。ヨーロッパでネイティブの英語を喋る最もフレンドリーな人種だと思いました。

## ㉛ノルウェー（オスロ）2008年

LCCのライアンエアーが無料航空券を売っていたので（税金のみ6ユーロ払いましたが）、行ってみたら、空港からオスロ市内までのバスが5500円、コーラ

800円、ハンバーガーの一番安いセットが2000円以上、ランチ3000円、ユースホステルのドミトリーが1泊4000円、シーツが1000円と貧乏学生がどれだけケチろうとしてもお金が湯水のように流れていきました。

## ㉜デンマーク（コペンハーゲン）2008年

クリスチャニアというヒッピーが住んでいるエリアは、コペンハーゲンの綺麗な町並みとは打って変わり、昔の心斎橋のアメ村のような感じで、壁にはアートが描かれていて、雰囲気はとてもピースフルでした。

ヒッピーが何もせず佇んでいたりお土産を売っていたり、奥の方に行くとトップレスの女性が川に飛び込んでいて、クリスチャニアを出るときは“You are now entering the EU”と書いてあり（パスポートは不要）、コペンハーゲンとは思えない独特な空間でした。

## ㉝チェコ（プラハ、チェスキークルムロフ）2008年

世界遺産に指定されているプラハとチェスキークルムロフは、古い街並みがそのまま保存されていて、隣国のドイツやオーストリアとは雰囲気も異なりました。地下鉄の駅は心なしかソ連の影響を感じました。

## ㉞ポルトガル（ポルト、リスボン）2008年

ヨーロッパの果てで田舎のせいか、人々は素朴で陽気な感じがし、街はスペインともイタリアとも違い、ケーブルカーが象徴的で海沿いに綺麗な建物が立ち並び、イワシが美味しかったです。

## ㉟エストニア（タリン）2008年

タリンは歩いて回れる広さで、フィンランドに近いせいかバルト3国の中では景色も人も北欧っぽく、物価も高めでした。

## ㊱フィンランド（ヘルシンキ）2008年

タリンから船で着いたら、観光案内の人が何人も立っていて、中には7カ国語を話せますという人もいて、どういう教育を受けたら7カ国語も話せるのかと思いました。

## ㊲ラトビア（リーガ）2008年

バルト3国の中では1番の観光地なのか、ヨーロッパの東南アジアのような感じで、物価は安めでご飯も美味しかったです。

## ㊳リトアニア（ビリュニス、カウナス）2008年

ビリュニス、カウナスともこぢんまりとした街で自然が多く、他の国に比べ時間がゆっくりと流れているように感じました。

## ㊴エジプト（カイロ）2008年

ガザのピラミッドの1つに入るとき、入り口付近で職員のエジプト人にカメラは禁止だと言われましたが、奥まで行くと別のエジプト人（職員？）に、写真を撮ってやるから金を払えと言われたり、カイロのバザールはすごい人混みで押し売りが強く、気を抜くとすぐ騙されるインドのようでした。

エジプト航空でロンドンからカイロ乗り換えでバンコクまで行った際、スーツケースが出てこなかったとバンコクの空港職員に伝えたら、もし見つかったらスーツケースの中身を確認して連絡するからスーツケースの鍵を預けてくれと言われ、スーツケースは見つからないかもしれないしそういうものかと思い鍵を預けたら翌日、スーツケースが見つかったと電話があり、宿まで届けてくれたので開けたら中に入れていた金目のものだけなくなっていて、他の物は全て残っていました。

## ㊵ベトナム（ホーチミン、ダナン、ホイアン）2009、2019年

ホーチミンでカメラを盗られたので、警察に行って遺失証明書を書いて欲しいと言ったら、面倒くさいのか無視され、暇そうなので書いてくれと怒り気味に言ったら渋々書いてくれましたが、そもそも警察は仕事をしないのかもと思いました。

大晦日はバイクで道が埋め尽くされて歩道もバイクが走っていて歩くのも大変でした。

## ㊶インドネシア（バリ島、ビンタン島）2009、2018、2025年

シンガポールから船で1時間のビンタン島のマングローブでは、昼間はヘビやトカゲ、カニなどの動物に遭遇し、夜の静寂の中ではホタルがたくさん光っていて神秘的でした。

ガイドの方がマングローブの生態系について教えてくれ、自然の偉大さを感じると

ともに綺麗な空気と星空に癒されました。

## ㊷スロバキア（ブラチスラヴァ）2012年

ウィーンから電車に乗って着いたブラチスラヴァの駅は高田馬場駅くらいでした。街はこぢんまりしていて建物は派手な感じはなく、人は素朴で落ち着いた街でした。

## ㊸モナコ公国　2013年

ニースとの境がわかりませんでしたが、ヨットがたくさん停まっていて、タクシーも高級感がありました。

## ㊹スリランカ（コロンボ）2024年

軍の病院に勤務しているスリランカ人の歯科医の友人（偉い先生）を訪ねて行ったら、インドの大学の歯学部を出たスリランカ人の歯科医師が研修をしていて、なんでインドの大学まで行ったのか聞くと、「スリランカは歯学部が1校しかなく非常に狭き門だが（最近2校目ができたそうです）、インドは大学がいっぱいあるのでインドで免許を取って、スリランカに戻って歯科医師になる試験を受ける」と言っていました。韓国人が海外（日本など）で歯科医師免許を取って、韓国に戻って歯科医師の試験を受けるのと似ているなと思いました。

私が出会ったスリランカ人の歯科医師8名は例外なく非常にスマートでした。医学部の学生は半分以上が女性だそうで、理由を聞くと「女性の方が賢いから」と言っていました。

## ㊺フィリピン（マニラ）2024年

香港大学の同僚を訪ねて10年ぶりに会ったら、苦労して髪の毛が減ったと言っており、何に苦労したのか聞いたら、「実家が銀行を経営していて、役員になって欲しいから弁護士になって欲しいと言われ、大学に行って弁護士になって1年半勤務し、収入は弁護士の方が高いが、歯科の方が好きだから弁護士は辞めて開業した」と言っていました。

弁護士の何が嫌だったのか聞くと、「相手の弁護士は敵になり、訴訟では結果が出るまで数年かかることがあるが、歯科では患者は敵ではなくパートナーで、治療の結果はすぐに現れるのでやり甲斐がある、ただ、法律はそんなに変わらないが、歯科の治療技術はすぐに新しくなるのでアップデートが必要」と言っていました。

彼に、マニラは治安が良くないと度々聞くが実際のところどうか聞くと、「財布とスマホを落としたが、2回とも返ってきたし、お金は抜かれてなかった」と言っていました。


マニラ大聖堂の掲示板に、男女の写真と住所ほか個人情報が書かれた紙が貼ってあり、「これは何?」と聞くと、「フィリピンはカトリック教会の影響で離婚ができないので、結婚前に教会や新聞に男女の情報を載せて、犯罪歴などがあれば情報提供を促すため」と教えてくれました。アジアにキリスト教の国があるのを初めて知りました。

## たくさんの国へ行ったからこそ見えてきた日本の魅力

**海外で暮らしたいと思った事もありましたが、日本はとても恵まれた国だと思います。**

生まれ育った国だとそれが当たり前ですが、海外に行き、生活をしてみて、日本の良いところはご飯が美味しい、治安が良く政情不安はない、宗教的な対立がない、インフラが整っている、電車は時間通りに来る、おもてなしがある、四季がある、選挙権がある、医療費が安い、海も山もあり自然豊かで北海道から沖縄まで好きなところに住めるなど、挙げればきりがありません。

もちろん、様々な社会問題や地震などの災害リスクはありますが、それを差し引いても、他国に比べると生活はしやすいと思います。私も日本社会の一員として、残りの人生は地域医療に貢献できるよう尽力して参ります。

# おわりに

大学生の頃は学校が退屈で勉強も好きではなかったため、定期試験を耐えて休みになったら非日常で刺激的な旅行に行くのが楽しみでした。

社会人になったら忙しくて旅行に行く時間すらないというイメージがあったため、学生のうちに行けるだけ行きたいと思っていましたが、有り難いことに大学院生になっても旅行はでき、大学院の最後の1年はイギリスに留学し、その後、香港に留学しました。

若い頃はいろんな土地に行きたくて、ドラクエのような感覚で旅行していた時期もありました。当然ですが良い経験をした国にはまた行きたくなり、そうでなければ1回限りの国もありました。

30代前半に香港で3年間暮らした後は、お腹いっぱいになったのか年齢のせいか、冒険するよりもリラックスしたいと思い、友人がいるアジアをリピートするようになりました。

40歳で病気になり、折り返し地点まで来たこと（男性の平均寿命が81年なので）、男性の健康寿命である72年に年々近づいていることを意識するようになりました。

振り返れば、後先考えずに直感で生きてきた事に後悔はありませんが、行き当たりばったりで計画性がなかったと思います。

私の知人に聞いた話ですが、海外出張中に片目が見えにくくなり、帰国して眼科を受診したら網膜剥離で、失明寸前で即手術をしたそうです。

私も突然、片目の視野が狭くなってきたとき、何が起こっているのかわからず不安になりましたが、これが海外留学中に起こっていたらと思うと恐ろしく感じました。

健康なときは健康の有り難みがわかりませんでしたが、一度視力が低下し、それが元に戻らない、また、眼鏡やコンタクトでも矯正できない事がわかると、視力が下がった目はそれ以上悪くしたくない、もう1つの目には何も起こらないようにと願い、3ヶ月に1度、眼科の検診に行っています。

眼科の先生には、強度の近視があったため、網膜剥離の再発や、もう片方の目が網膜剥離になる可能性はあると言われています。しかし、それについては今さらどうしようもなく、予兆があったらすぐに来てくださいと言われました。

つまり、子供の頃からゲームをし過ぎたり本を読み過ぎたりして強度の近視になった事が、40歳になり綻びとなって現れ、今後も死ぬまでリスクとは隣り合わせという事です。

また、他の病気に罹る事も想定しないといけないと思うと、健康とは子供の頃からの生活習慣の積み重ねだという事に気付きました。

網膜剥離になったときは、40歳で体は元気なのに見えづらく仕事が不自由になり、物が歪んで見えて文字通り世界が変わり、日常生活が大きく変化し、７０００人に１人が罹る病気になって運が悪いと思い、落ち込みました。

気持ちも守りに入り、以前のように海外旅行をしたいとは思わなくなりましたが、時間が経つにつれて目も慣れて落ち着いたので、今後は健康を維持できるように、より一層気をつけようと思いました。

私の歯科医院では、歯科治療を行うだけではなく、歯科疾患と関連性のある全身疾患も多くあるため、歯科医療を通じて健康について啓発していきたいと思います。

最後に、本書を手に取っていただきありがとうございます。

先述の通り、日本は他の先進国に比べて歯科治療にかかる費用は安く、歯科医院へのアクセスも良いので、子供の頃から生涯を通じて定期的に歯科医院を受診し、むし歯や歯周病などの歯科疾患を予防するだけでなく、健康への意識を高める場として活用していただきたいと思います。

皆さまの人生が健康で豊かであるよう願っています。

プロデュース　水野俊哉
取材協力　渡部憲裕
（ライフプランニングサークル シャラク代表・歯科医師）
デザイン　鈴木大輔（ソウルデザイン）
ＤＴＰ　山部玲美
編集協力　平 昌彦

プロフィール
來山修三（きたやま しゅうぞう）
医療法人社団千恵会 理事長／歯学博士・修士

広島県福山市出身。修道高校、大阪大学卒業、英国キングスカレッジロンドン留学、東京医科歯科大学大学院修了(博士)、香港大学歯学部大学院インプラント科修了（修士)。帰国後、インプラントメーカー勤務、歯科医院勤務を経て、東京都中野区に都立家政南口歯科を開業。学生時代に海外旅行にはまり、2019年まで安宿に泊まっていたが、コロナ禍で網膜剥離になったことをきっかけに安宿は卒業し、現在は普通のホテルに宿泊。衝撃的だった都市はカルカッタ。趣味は筋トレで、医院の健康経営を推進中。

都立家政南口歯科
https://toritsukasei-minamiguchi-shika.com

# 海外45カ国を回った
# 歯科医が伝えたい
# 日本人にもっと知ってほしいこと

2025年3月24日　初版第1刷発行

著　者　　來山修三
発行者　　鋤先 星汰
発　行　　サンライズパブリッシング株式会社
〒150-0043
東京都渋谷区道玄坂1-12-1
渋谷マークシティW 22
TEL03-5843-4341

発売社　　株式会社飯塚書店
〒112-0002
東京都文京区小石川5丁目16- 4

印刷・製本　　モリモト印刷株式会社


ISBN 978-4-7522-9013-1　C0047